¡NO TE PREOCUPES!

UN LIBRO DE ACTIVIDADES PARA JÓVENES QUE A
VECES SIENTEN ANSIEDAD O ESTÁN ESTRESADOS

Kane Miller
A DIVISION OF EDC PUBLISHING

First American Spanish Language Edition 2019
Kane Miller, A Division of EDC Publishing

First published in English the UK in 2017 by Studio Press,
an imprint of Kings Road Publishing, part of the Bonnier Publishing Group
2017 Studio Press

Consultant Dr. Sharie Coombes, Child, Family & Adult Psychotherapist,
Ed.D, MA (PsychPsych), DHypPsych(UK), Senior QHP, B.Ed.
Written by Lily Murray
Illustrated by Katie Abey
Designed by Rob Ward

Spanish translation by Ana Galán

For information contact:
Kane Miller, A Division of EDC Publishing
PO Box 470663
Tulsa, OK 74147-0663
www.kanemiller.com
www.edcpub.com
www.usbornebooksandmore.com
Library of Congress Control Number: 2018958106
Printed in China
1 2 3 4 5 6 7 8 9 10

ISBN: 978-1-61067-951-0

¡NO TE PREOCUPES!

ESTE LIBRO ES DE

_ _ _ _ _ _ _ _ _

BIENVENIDOS A ¡NO TE PREOCUPES!

De vez en cuando, todos tenemos preocupaciones. Este divertido libro es una buena forma de pensar y hablar acerca de las cosas que te preocupan, para que sigas siendo tú y disfrutes de la vida. Las páginas te muestran cómo alejar tus preocupaciones y te dan ideas para que te sientas mejor.

Consultora
DRA. SHARIE COOMBES
Psicoterapeuta Infantil y Familiar

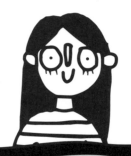

Usa este libro en un lugar tranquilo y relajado donde puedas pensar y sentirte bien. Las actividades te ayudarán a entender tus sentimientos, a calmarte, a hablar con otros de tus preocupaciones (si quieres) y a desarrollar valentía y optimismo. Tú decides qué páginas quieres hacer y puedes empezar en cualquier parte del libro. Si quieres puedes hacer una página al día o muchas páginas. Puedes regresar a la misma página muchas veces. ¡No hay normas!

A veces sentimos que nuestras preocupaciones son demasiado grandes y nada nos puede ayudar. Eso es exactamente lo que las preocupaciones quieren que pensemos, pero todos los problemas tienen solución. Recuerda, tú eres más fuerte que tus preocupaciones. Si ves que las preocupaciones no te dejan ser feliz, puedes compartir algunas de las actividades de este libro con las personas importantes de tu vida para explicarles cómo te sientes y te apoyen. También puedes hablar con un adulto de confianza en la escuela o en tu casa, para que te lleve al doctor y te ayude.

Muchos chicos necesitan ayuda de vez en cuando. Si no quieres hablar con la gente que conoces, puedes recurrir a algunas organizaciones que ayudan a miles de personas con cualquier tipo de problema y saben cómo apoyarte sin que te juzguen.

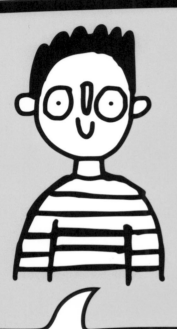

CRISIS TEXT LINE

Ayudan a cualquier persona en inglés, con cualquier tipo de crisis, gratis, 24 horas al día, todos los días.

Conéctate con un consejero capacitado en crisis para recibir apoyo gratis por mensajes de texto, 24 horas al día, 7 días a la semana.
Envía el texto HELLO al 741741

www.crisistextline.org

RED NACIONAL DE PREVENCIÓN DEL SUICIDIO

24 horas al día, todos los días, apoyo confidencial y gratuito para personas en crisis. Llama gratis o conversa en línea. No importa el tipo de problemas que tengas, ni si estás pensando o no en el suicidio. Si necesitas el apoyo emocional o te preocupa algún amigo o ser querido, llama al Lifeline.
www.suicidepreventionlifeline.org/help-yourself/en-espanol/
1-800-273-8255

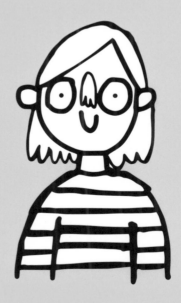

¿QUÉ ES UNA PREOCUPACIÓN?

Una preocupación es algo que hace sentir enojo, alteración o intranquilidad.

Encierra en un círculo las palabras que reflejan lo que sientes cuando tienes preocupaciones.

intranquilidad

nerviosismo

ESTRÉS

mariposas

aprensión

enojo

estremecimiento

Paz

RIDICULEZ

valentía

debilidad

temor

PÁNICO

AGOTAMIENTO

intranquilidad

enfermedad

temblores

inquietud

temor

ansiedad

agitación

sudores

rabia

pavor

molestia

irritación

preocupación

impaciencia

agitación

NERVIOS

TENSIÓN

Añade cualquier otra palabra que describa cómo te sientes.

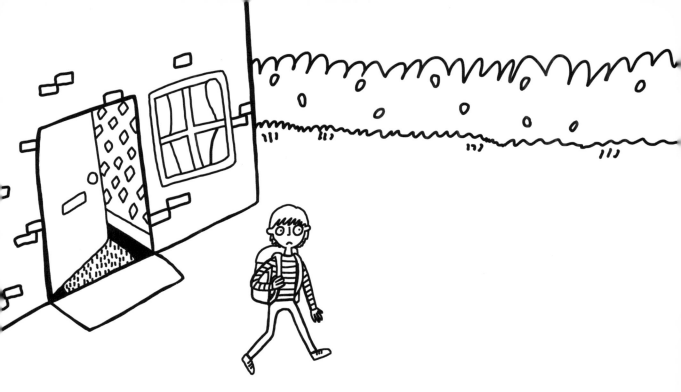

Imagínate que estás a punto de salir de tu casa para empezar el día. ¿Qué te hace sentir ansiedad? Descríbelo o dibújalo en esta página.

LA TRAMPA VENUS DE LAS PREOCUPACIONES

Una vez que la semilla de las preocupaciones está plantada, crece rápidamente y se convierte en una gran ansiedad.

Imagínate que esta Venus atrapamoscas se alimenta con tus preocupaciones.

Cuanto más pienses en lo que te está estresando, más grande se hará y más rápido crecerá la planta.

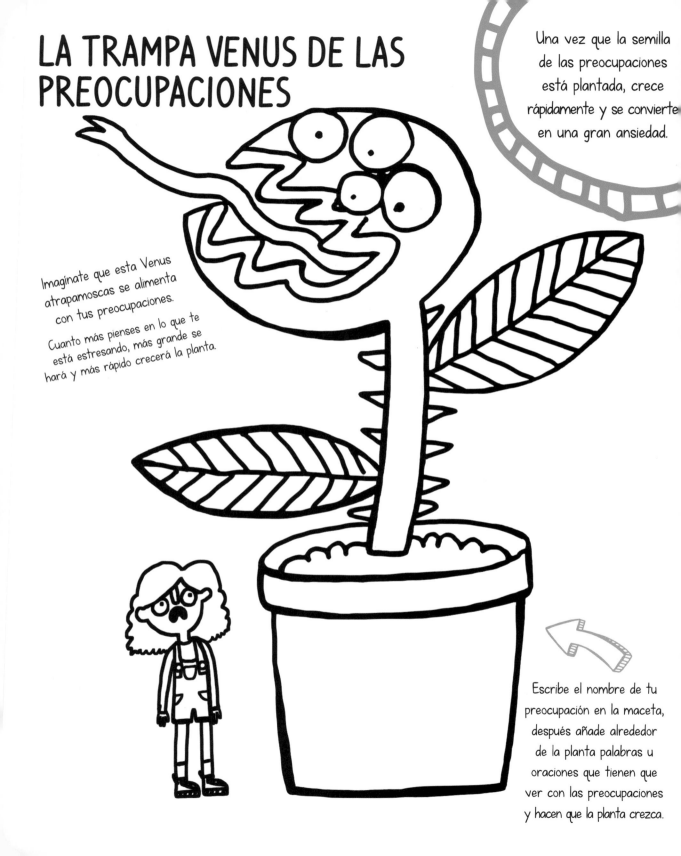

Escribe el nombre de tu preocupación en la maceta, después añade alrededor de la planta palabras u oraciones que tienen que ver con las preocupaciones y hacen que la planta crezca.

Mira todas las palabras con las que has alimentado a la planta de preocupaciones.

¿Son todas 100% ciertas?

Escribe otras cosas que podrías pensar o cambiar para alimentar a la planta. ¡A la planta de las preocupaciones no le gustan los pensamientos positivos!

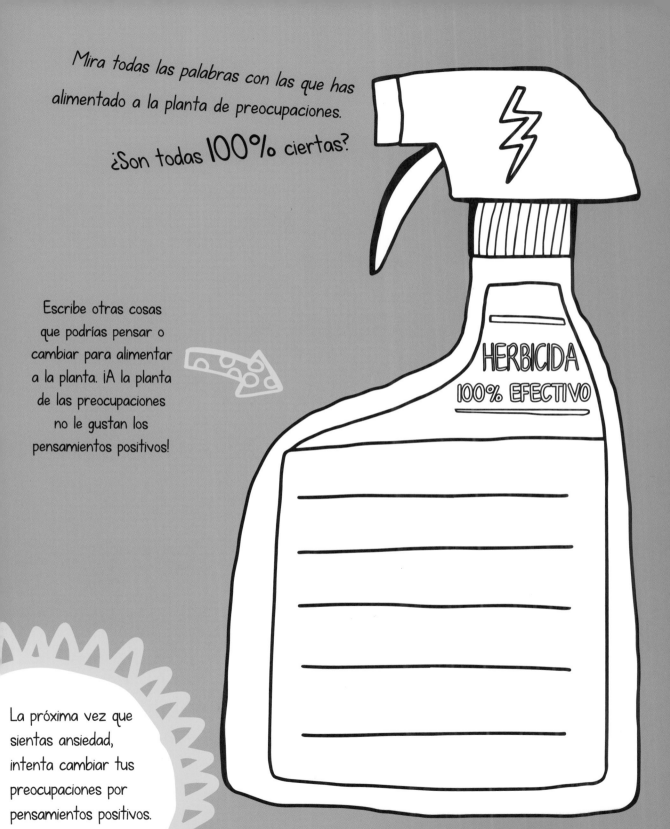

HERBICIDA
100% EFECTIVO

La próxima vez que sientas ansiedad, intenta cambiar tus preocupaciones por pensamientos positivos.

ANSIEDAD AL DESCUBIERTO

Mira esta sopa de letras. Cuando tienes ansiedad, ¿sientes algo así?

CORAZÓN ACELERADO

DÉBIL

DEBILIDAD

ENFERMEDAD

LLANTO

SUDORES

FRÍO

NUDO EN LA GARGANTA

DOLOR DE CABEZA

MAREOS

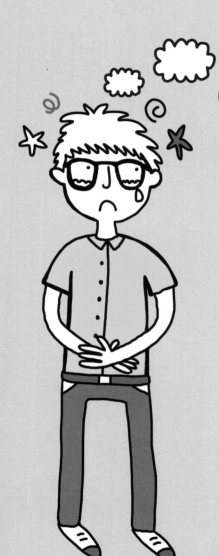

C	O	S	E	E	N	F	E	R	M	E	D	A	D	O	D	A
O	F	U	E	O	E	R	A	D	C	A	B	E	Z	O	T	A
R	D	D	E	L	E	R	O	R	D	E	C	A	I	N	D	R
A	C	O	R	A	Ó	N	A	C	E	L	E	R	A	D	O	Z
Z	A	R	M	E	D	A	D	Ó	I	T	A	G	B	Z	G	E
Ó	R	E	E	N	F	E	R	E	D	E	R	D	E	L	E	A
N	Z	S	O	R	D	E	C	E	M	A	R	E	O	S	Ó	I
A	E	E	N	F	E	R	B	Z	G	L	E	I	E	N	A	E
C	A	B	E	Z	A	I	G	A	C	E	M	A	F	R	I	O
E	I	R	I	O	L	R	L	E	R	A	D	O	Z	A	D	I
L	E	Ó	D	I	G	N	E	R	A	D	O	D	A	B	L	E
E	D	Z	D	I	E	N	A	C	E	L	E	É	O	L	L	D
R	L	A	D	O	L	O	R	D	E	C	A	B	E	Z	A	L
A	D	Ó	D	A	Ó	N	A	C	E	L	Ó	I	N	A	N	I
D	O	U	Ó	N	D	E	C	A	I	N	D	L	D	E	T	E
O	N	E	M	A	R	O	E	R	A	D	C	N	E	R	O	D

Mucha gente piensa que la ansiedad o los nervios son emociones que están en la cabeza, pero la ansiedad se siente en todo el cuerpo.

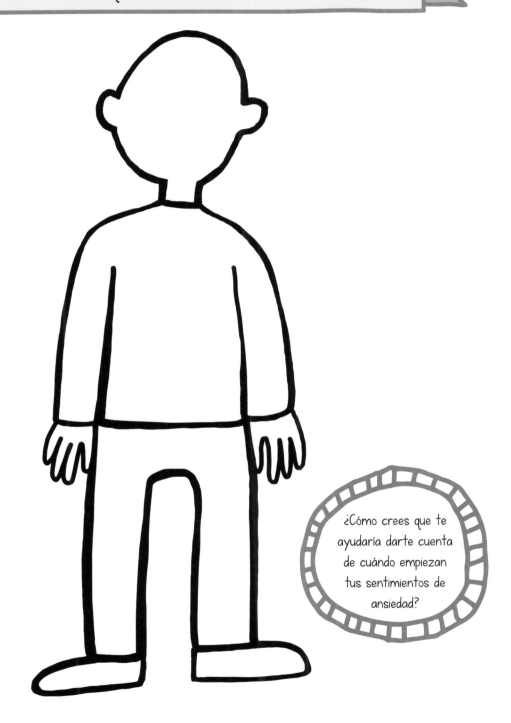

¿Cómo crees que te ayudaría darte cuenta de cuándo empiezan tus sentimientos de ansiedad?

SENTIMIENTOS DE PREOCUPACIÓN

Estar preocupado hace que tengas distintos sentimientos. A lo mejor quieres gritar, sientes enojo o tristeza, o quizás te gustaría estar a solas en un lugar tranquilo.

Todas estas personas muestran distintas emociones porque están preocupadas. Escribe lo que crees que puedan estar pensando.

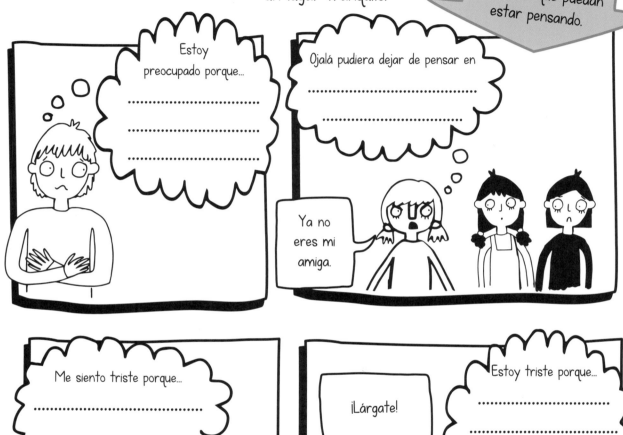

Pensar lo que siente la gente que tienes a tu alrededor te puede ayudar. Aunque no lo comenten, todos tienen preocupaciones, hasta los adultos.

MONOS DE LA PREOCUPACIÓN

Los monos de la preocupación están asustados por algo. Busca y encuentra todos los monos, después coloréalos para animarlos.

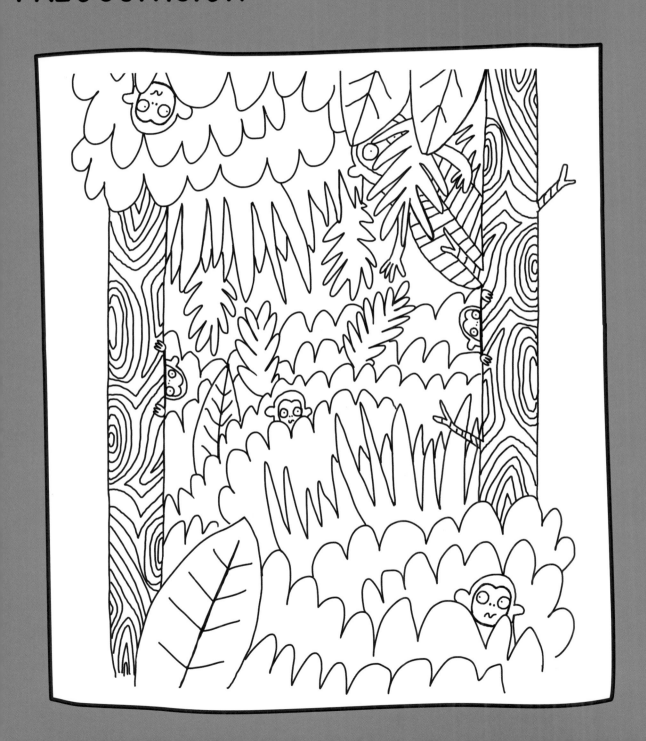

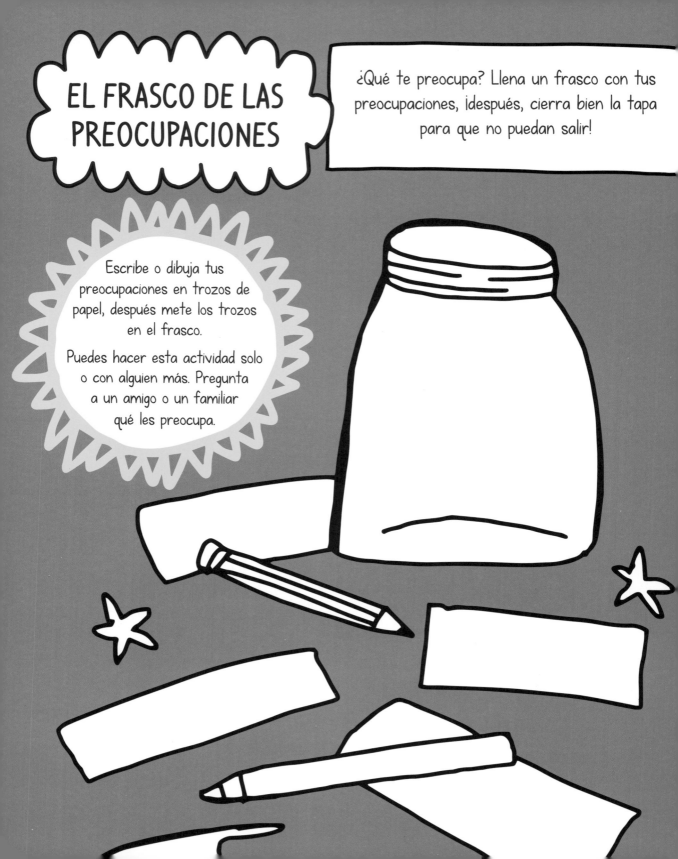

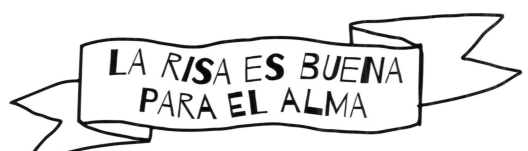

LA RISA ES BUENA PARA EL ALMA

ESCRIBE O DIBUJA ALGO
QUE TE HAGA REÍR.

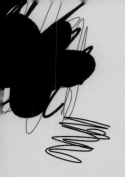

DIBUJA CARAS

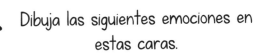

Dibuja las siguientes emociones en estas caras.

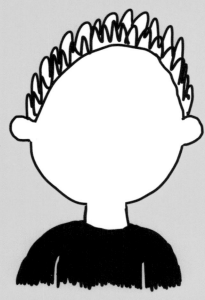

FELICIDAD   MIEDO

RISA   LLANTO

ENOJO   PENSAMIENTO

SOLEDAD   TRISTEZA

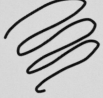

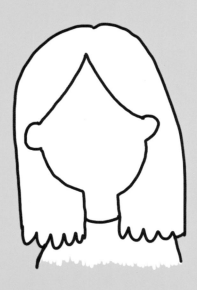

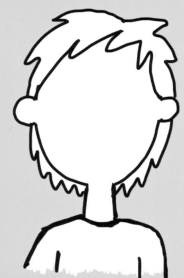

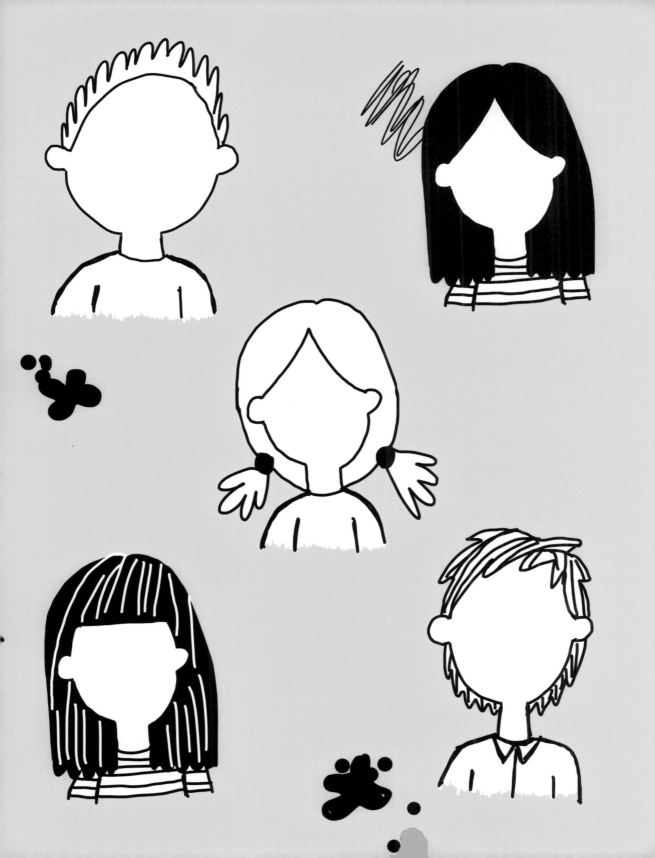

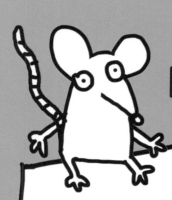

SOÑAR DESPIERTO

Cierra los ojos e imagina que estás en un sitio maravilloso. ¿Dónde estás? ¿En una colina, en el bosque, en la playa?

¿Te gustaría que alguien estuviera contigo o prefieres estar a solas? ¿Qué sonidos oyes? Dibuja o escribe abajo el lugar con el que sueñas despierto.

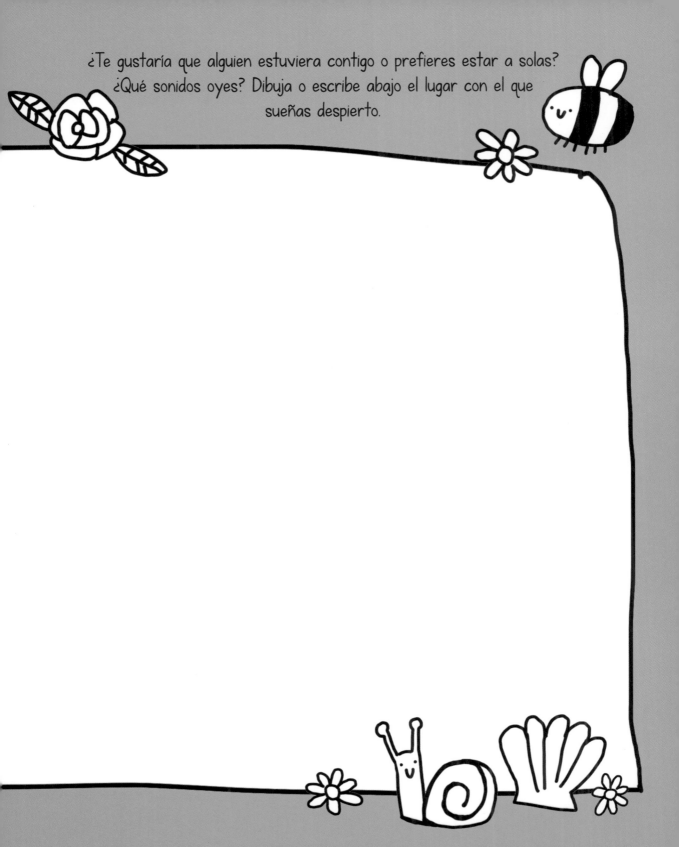

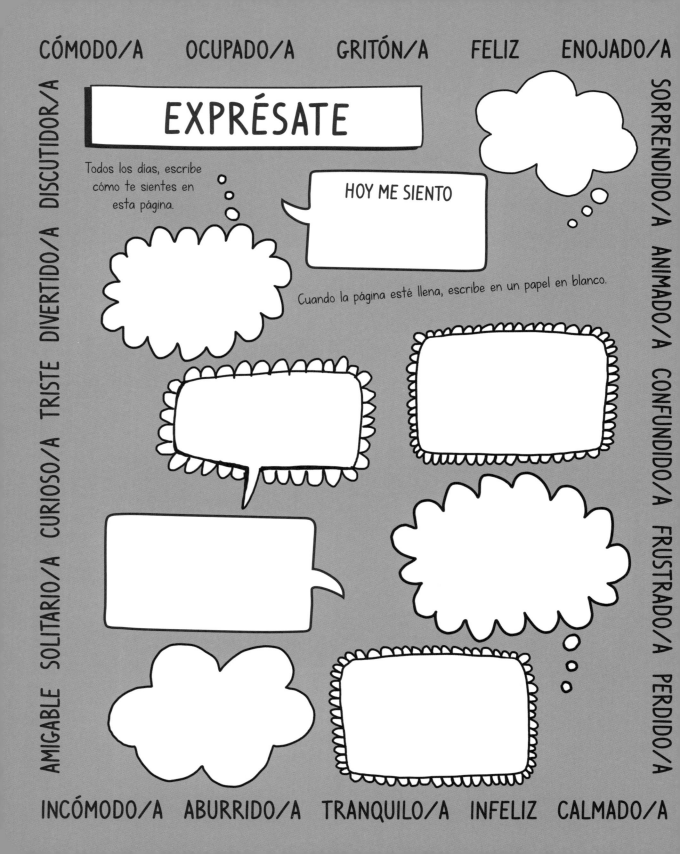

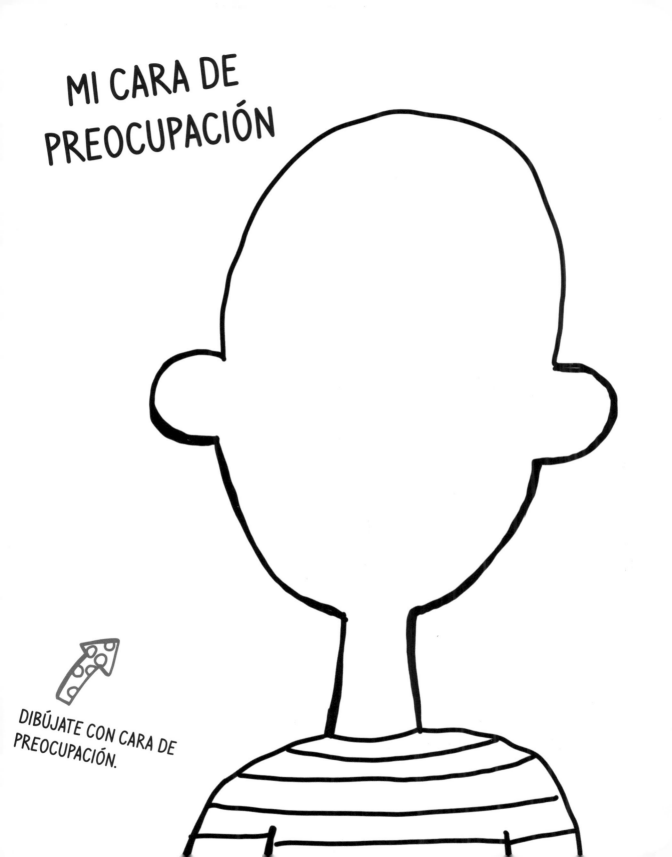

MI CARA DE PREOCUPACIÓN

DIBÚJATE CON CARA DE PREOCUPACIÓN.

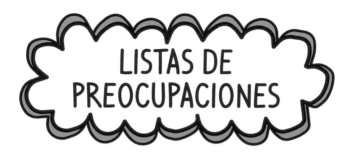

LISTAS DE PREOCUPACIONES

A veces estamos preocupados por algo que va a pasar seguro, como un examen o un viaje. Pero otras veces nos preocupamos por algo que es muy probable que no pase.

Piensa en tus preocupaciones y ponlas en una de estas dos listas.

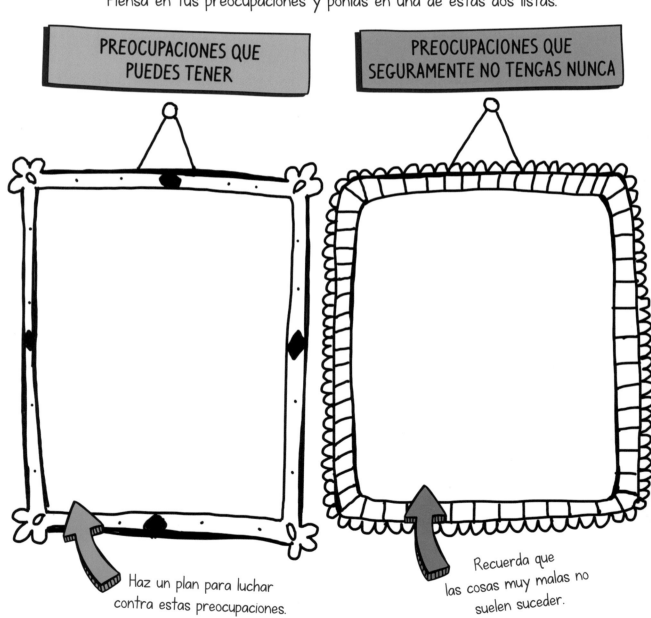

PREOCUPACIONES QUE PUEDES TENER

PREOCUPACIONES QUE SEGURAMENTE NO TENGAS NUNCA

Haz un plan para luchar contra estas preocupaciones.

Recuerda que las cosas muy malas no suelen suceder.

¿QUÉ LES QUISIERAS DECIR A LAS PREOCUPACIONES QUE PROBABLEMENTE NUNCA VAS A TENER?

¡FUERA DE AQUÍ!

No te creo.

Piensa en las cosas que les dirías para que se vayan.

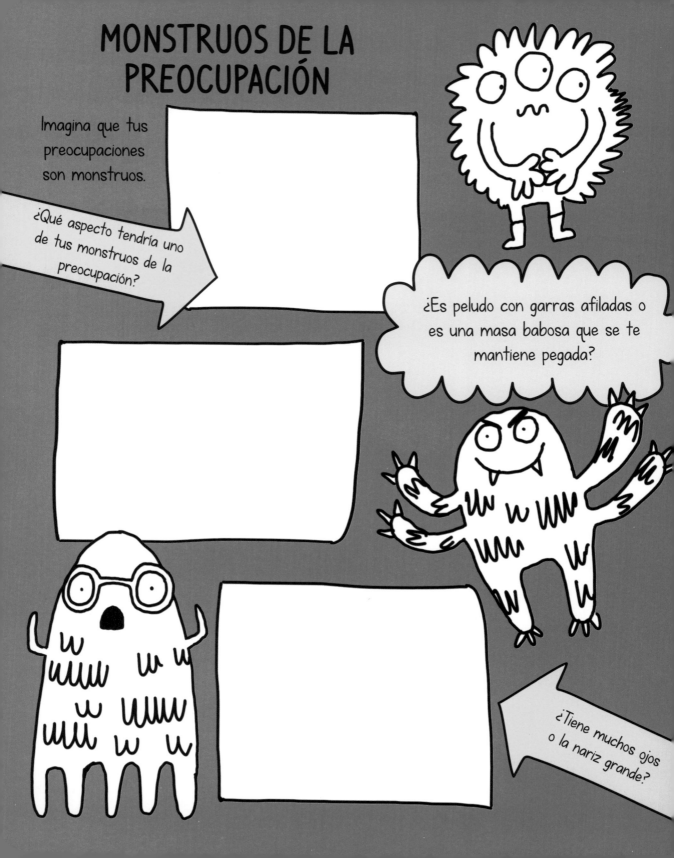

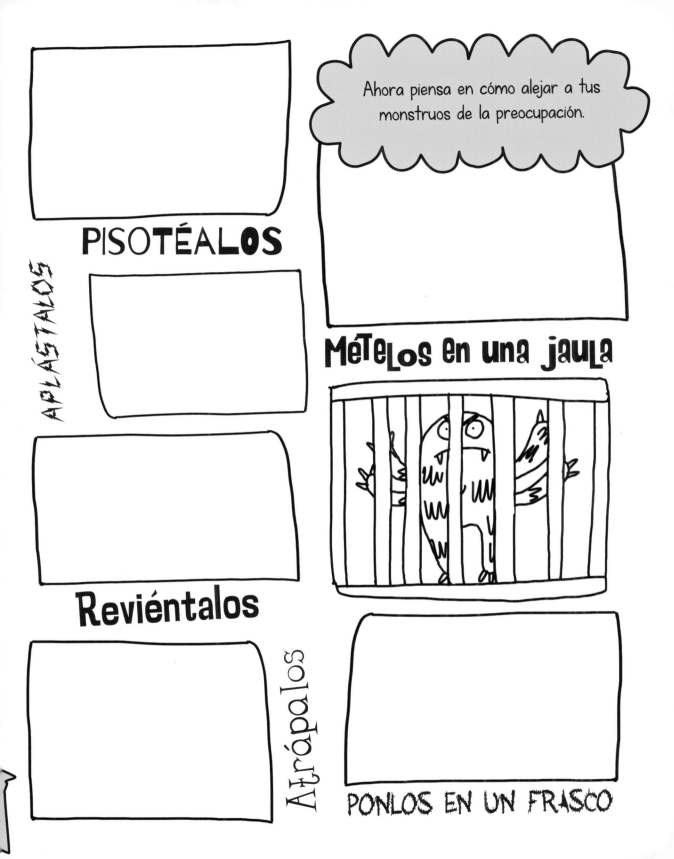

PISOTÉA**LOS**

AP**L**ÁS**TA**LOS

Revién**t**alos

Át**r**ápa**l**os

Ahora piensa en cómo alejar a tus monstruos de la preocupación.

MÉTE**L**os **e**n **un**a j**a**u**L**a

PONLOS EN UN FRASCO

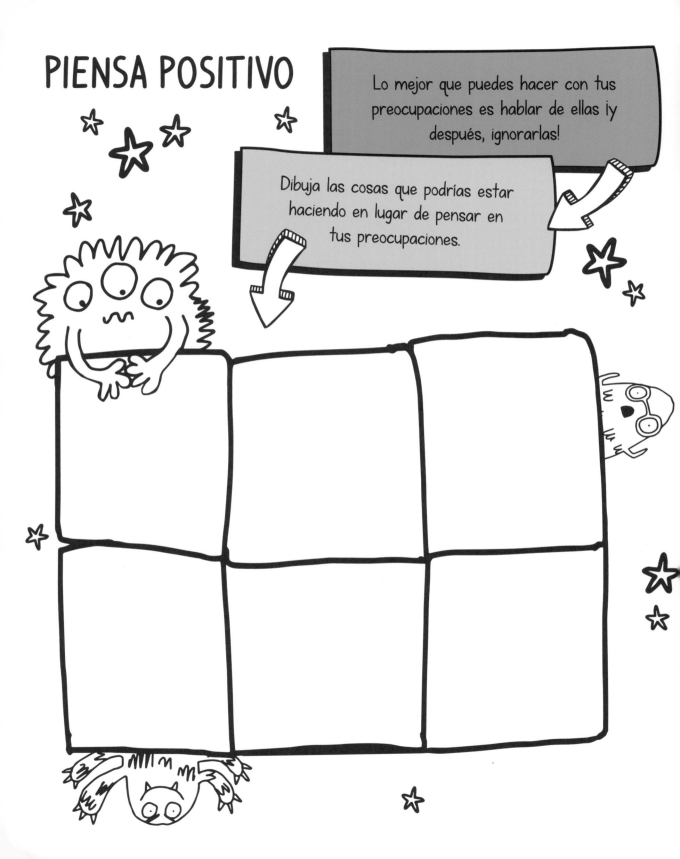

COLORÉALOS

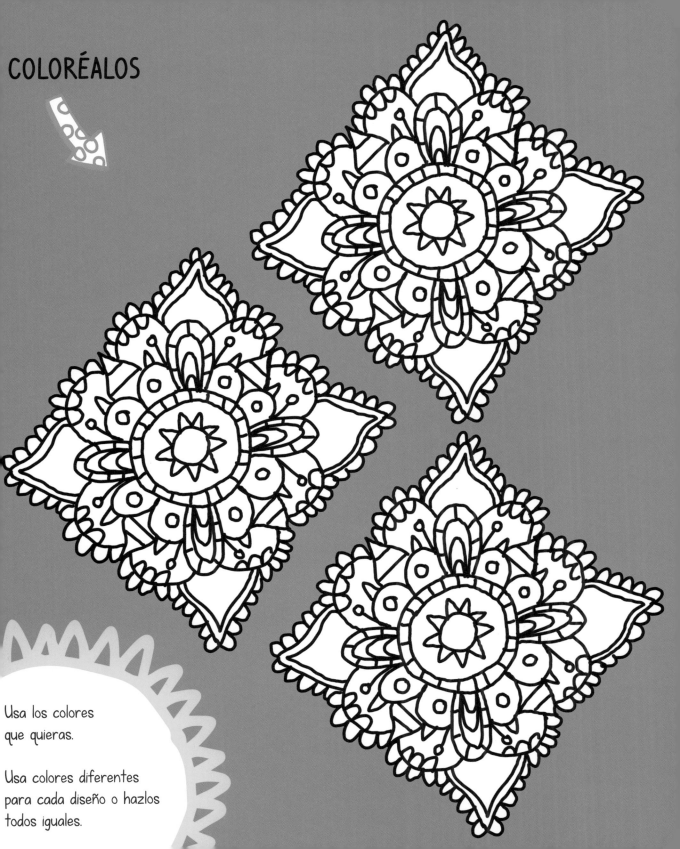

Usa los colores
que quieras.

Usa colores diferentes
para cada diseño o hazlos
todos iguales.

¿QUÉ OYES?

Cuando estés en tu casa y estén sucediendo muchas cosas a tu alrededor, intenta cerrar los ojos y escuchar durante un minuto.

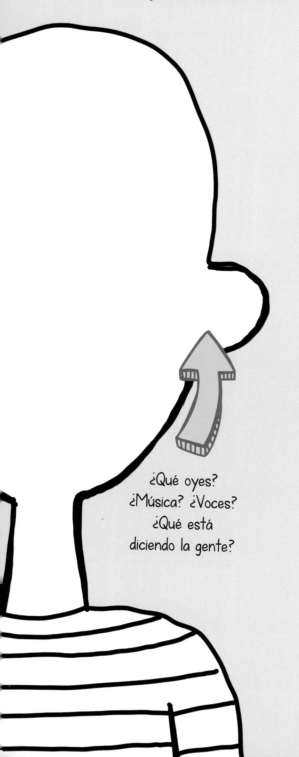

¿Qué oyes?
¿Música? ¿Voces?
¿Qué está
diciendo la gente?

Escribe o dibuja todas las cosas que oyes.

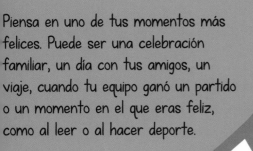

Piensa en uno de tus momentos más felices. Puede ser una celebración familiar, un día con tus amigos, un viaje, cuando tu equipo ganó un partido o un momento en el que eras feliz, como al leer o al hacer deporte.

¡BUENOS RECUERDOS!

Escribe o dibuja un buen recuerdo aquí abajo.

Muéstrale a alguien tu recuerdo y háblale de él.

La próxima vez que estés preocupado, intenta pensar en este recuerdo e imagínatelo en la cabeza.

ESCRIBE UNA CARTA A UN SER QUERIDO Y DILE POR QUÉ ES GRANDIOSO PARA TI.

Aquí tienes algunas palabras para ayudarte.

CONSIDERADO   conversador

preocupado   interesante

ayuda

BUENO   da buenos abrazos

PERDONA

me hace reír

INTERESADO   chistoso

sabe escuchar   cariñoso

DIVERTIDO   inspirador

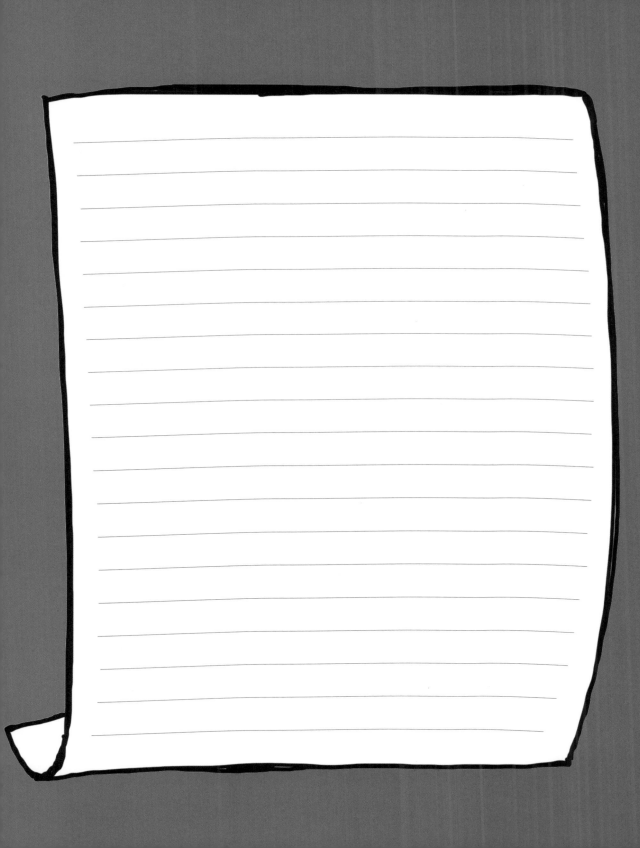

AMISTAD

Escribe los nombres de tus personas o mascotas preferidas.

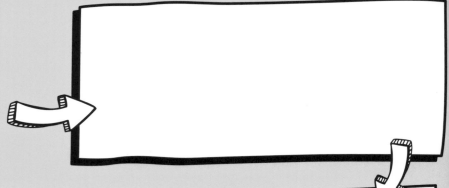

Escribe lo que más te gusta de ellos.

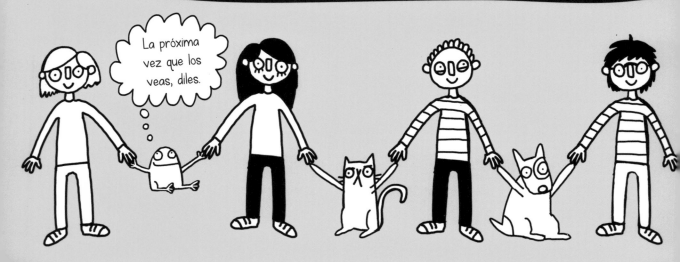

Pregunta a tus amigos qué es lo mejor de ti y escribe lo que te digan.

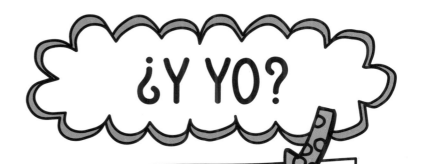

COLORÉALO

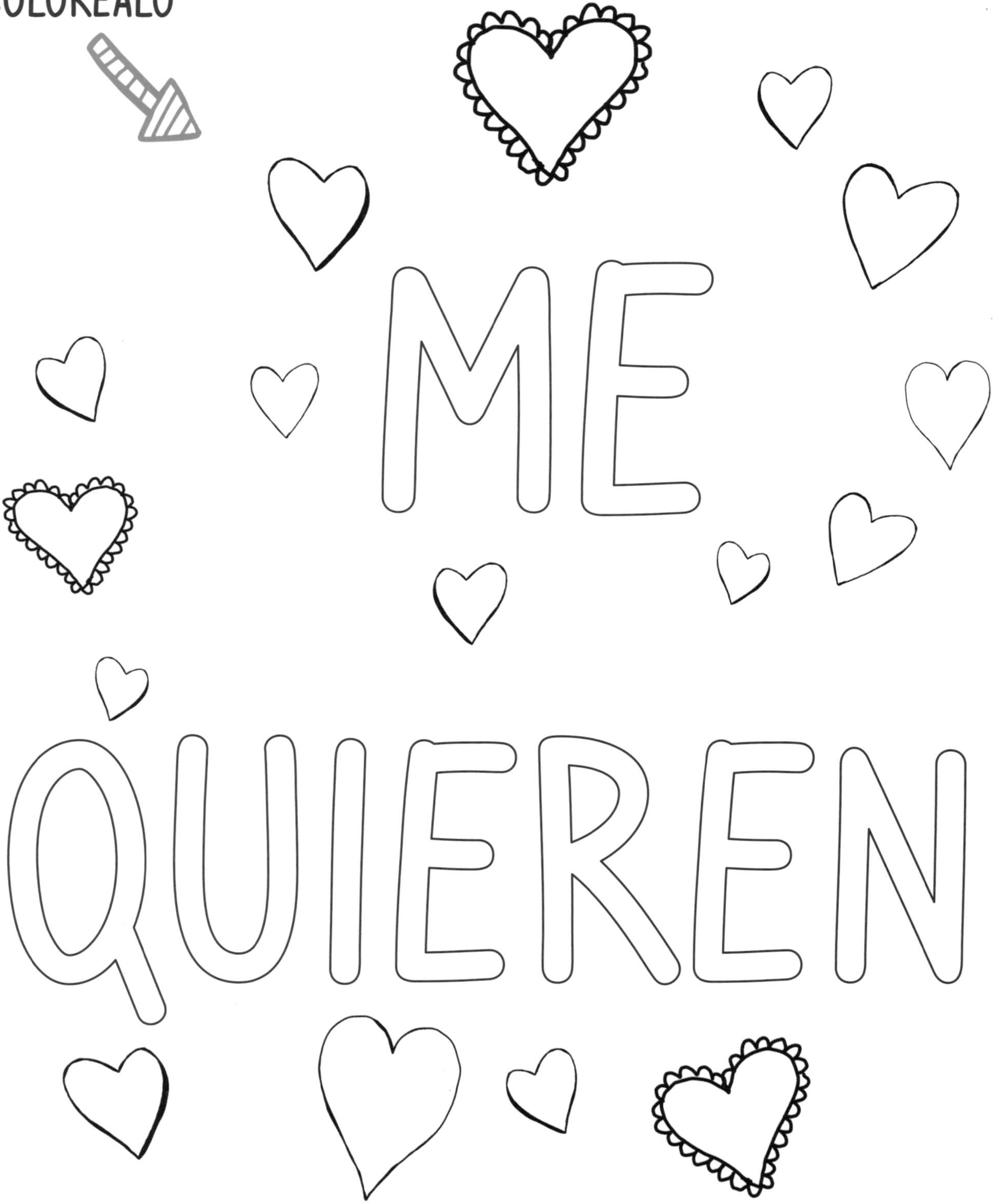

ME

QUIEREN

¡RESPIRA PROFUNDO!

Intenta estos ejercicios de respiración para relajarte.

PASO 1

Siéntate cómodamente en un lugar tranquilo y seguro. Cuando estés listo, cierra los ojos. Nota tu respiración. Piensa en lo que sientes al aspirar y soltar aire. Intenta tomar aire por la nariz y sacarlo por la boca.

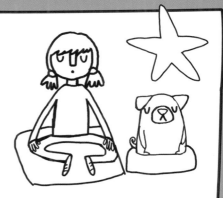

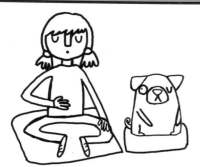

PASO 2

Ponte la mano en el estómago y concéntrate en cómo sube y baja con cada respiración. Cuando tomes aire, piensa en la palabra "dentro", y cuando sueltes el aire, piensa en la palabra "fuera".

PASO 3

Intenta concentrarte solo en tu respiración y procura no pensar en ninguna otra cosa.

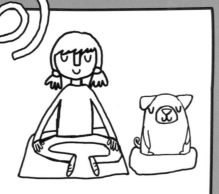

Una vez que hayas practicado los ejercicios de respiración, la próxima vez que los hagas intenta pensar en un recuerdo feliz. Tu recuerdo feliz ocupará todo el espacio en tu mente y no dejará lugar para las preocupaciones.

HAZ ESTO DURANTE 2 MINUTOS

¿QUÉ OYES AFUERA?

Ve afuera, no importa el tiempo que haga. Si llueve, ponte en un lugar protegido. Si hace frío, abrígate.

Siéntate en silencio durante un rato y cierra los ojos. Escucha los sonidos que te rodean.

Escribe los sonidos que oyes.

COMPLETA EL DIBUJO

Imagina un lago en calma. ¿Hay barcos en el agua? ¿Se está poniendo el sol? ¿Hay estrellas en el cielo?

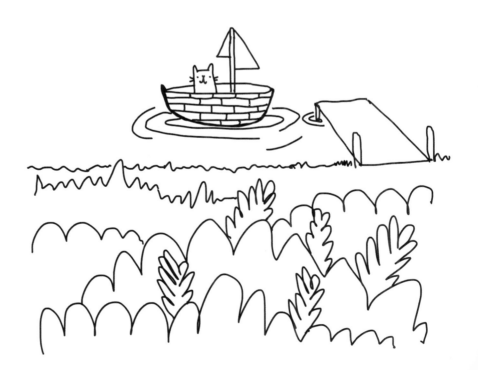

RELÁJATE

Intenta este ejercicio de relajación.

1. Túmbate en el piso y cierra los ojos.

2. Empieza a tomar aire por la nariz. Aguanta la respiración unos segundos y después, suelta el aire por la boca. Respira profundo otra vez por la nariz. Imagina que tu estómago es un globo que se llena de aire al respirar. Imagina cómo sale el aire del globo.

3. Estira las piernas y baja los dedos de los pies. Estira los brazos a los lados, hasta la punta de los dedos.

4. Ahora empieza a poner todos los músculos en tensión. Empieza con los dedos de los pies. Dóblalos fuerte. Después tensa los músculos, empezando por las piernas hasta el estómago. Imagina que algo te va a pisar en el estómago y tienes que ponerlo duro como una piedra.

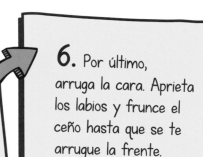

5. Tensa los brazos y aprieta los puños. Levanta los hombros hacia las orejas.

6. Por último, arruga la cara. Aprieta los labios y frunce el ceño hasta que se te arrugue la frente.

7. Ahora, haz que tu cuerpo vuelva a relajarse. Suelta las piernas y los brazos. Relaja los hombros y bájalos. Imagina que eres un muñeco de trapo

8. Respira profundo por la nariz y saca el aire por la boca. Nota la sensación de relajación y calma, y cuando estés listo, abre los ojos.

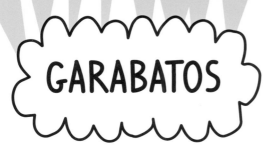

GARABATOS

Llena toda esta página de garabatos.
¡Suelta la imaginación!

IMAGINA QUE TUS SENTIMIENTOS SON COMO EL TIEMPO

Estar triste puede ser como un día lluvioso, estar enojado como una tormenta con truenos y estar feliz puede ser un día soleado. Escribe un informe del tiempo o dibuja cómo te sentiste hoy en diferentes momentos del día.

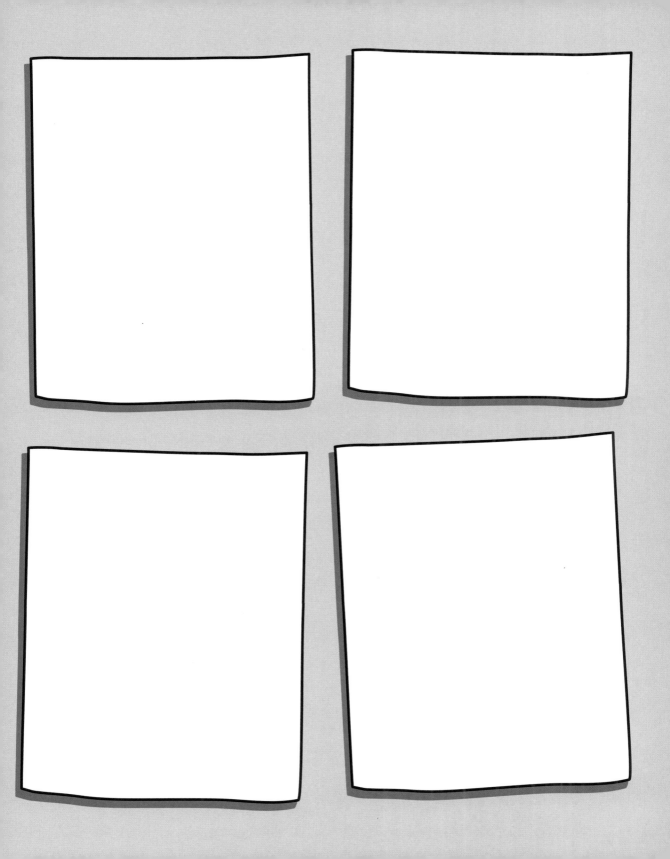

COLOREA CON COLORES ALEGRES

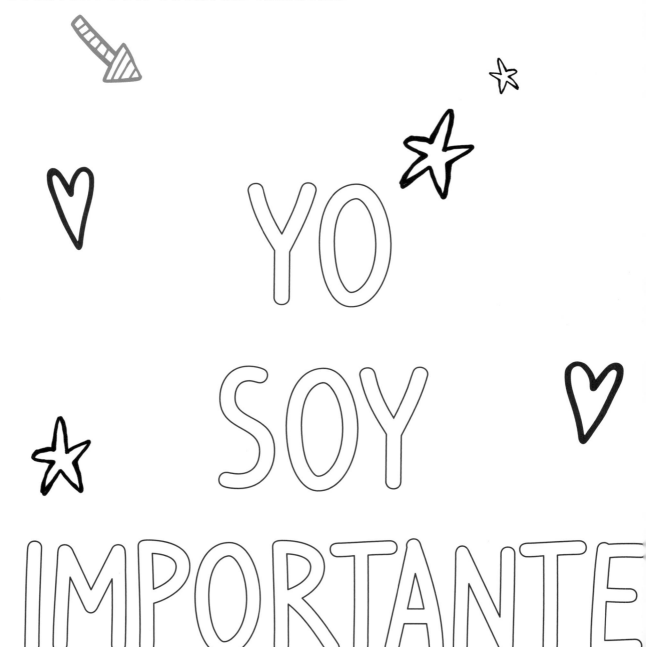

COLOREA TUS SENTIMIENTOS

¿Crees que cada sentimiento tiene un color?
Colorea estos sentimientos con el color que creas que les va mejor.

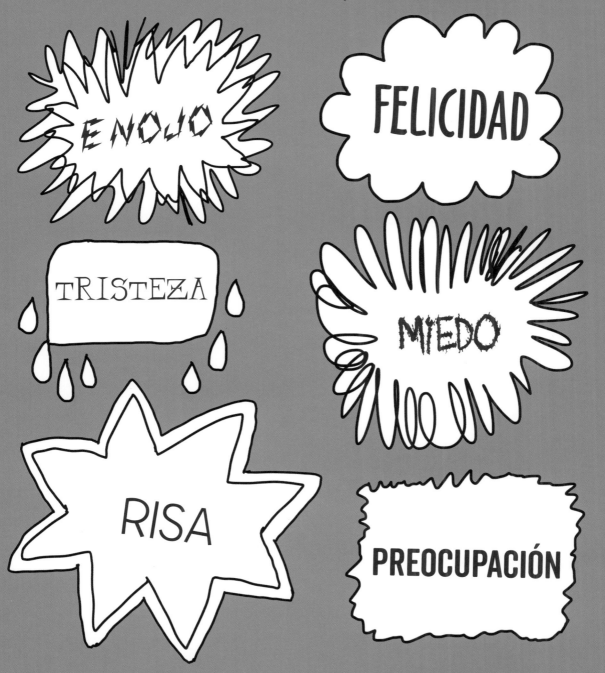

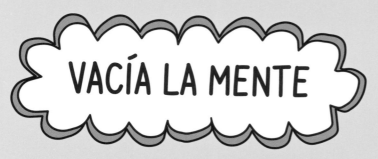

VACÍA LA MENTE

Concéntrate en este círculo y vacía la mente por completo.

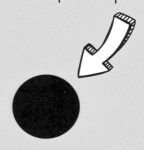

Cuando tengas la mente vacía, usa los cinco sentidos: tacto, gusto, vista, oído y olfato.

Completa las oraciones de abajo sobre cada sentido:

Huelo...

Oigo...

Toco...

Veo...

Pruebo...

COLORÉALOS

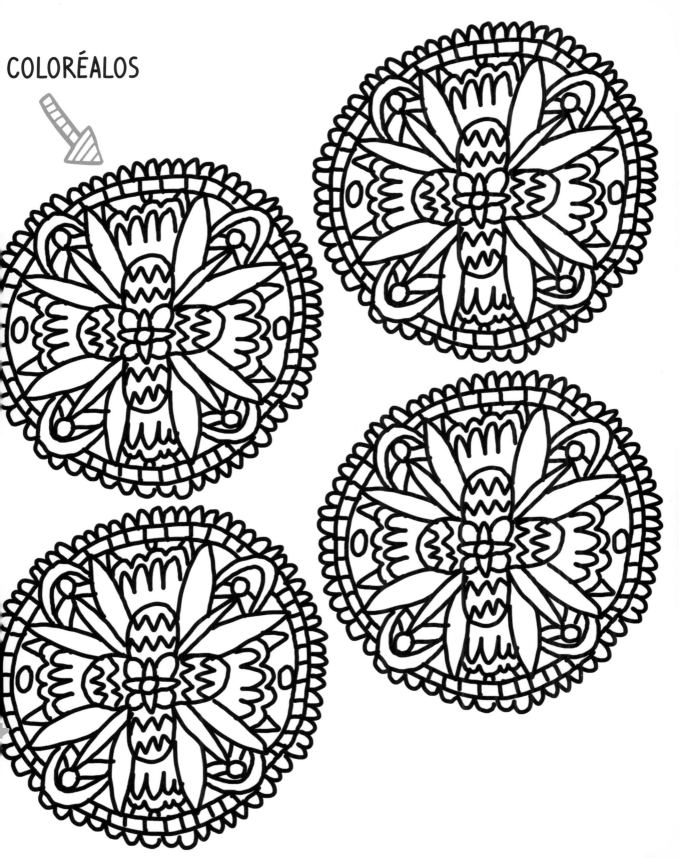

EL FRASCO FELIZ

Llena este frasco con dibujos o pensamientos de felicidad.

Puedes llenar el frasco con palabras, oraciones, dibujos o una combinación de los tres.

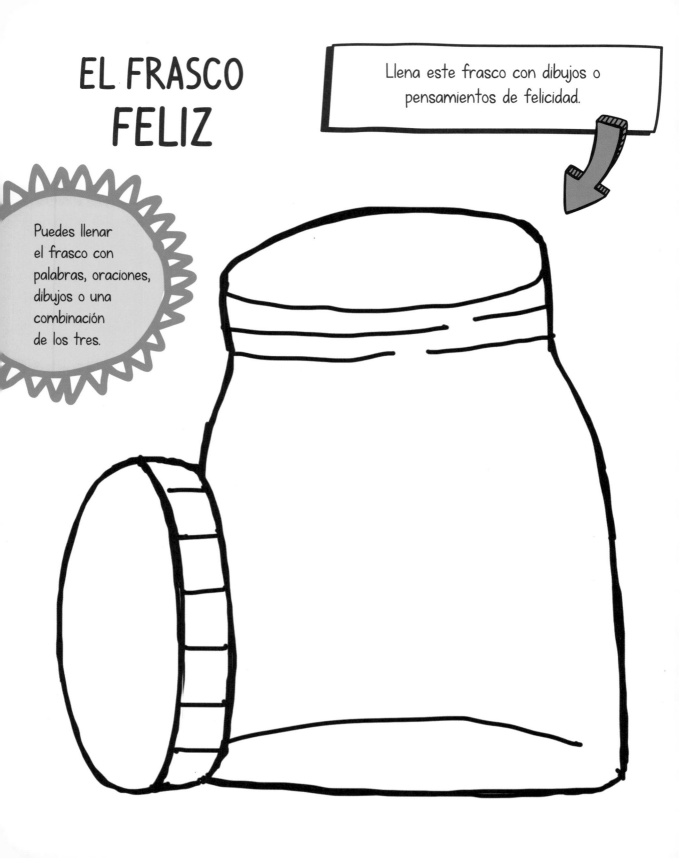

¡TODO SOBRE MÍ!

Haz una lista de las cosas que te gustan de ti.

Elige lo que quieras: tus mejores cualidades, tu personalidad o en lo que eres bueno.

COLOREA ESTA PALABRA Y HAZ GARABATOS ALREDEDOR Y DIBUJOS DE COSAS QUE TE HACEN FELIZ

FELICIDAD

ALEJA TUS PREOCUPACIONES

Escribe tus preocupaciones en estos aviones de papel.

Después de escribirlas, corta por la línea de puntos y dobla el avión de papel por las líneas numeradas.

Cuando termines, pide a un adulto que te ayude a recortarlos y haz que salgan volando y se alejen de tu vida.

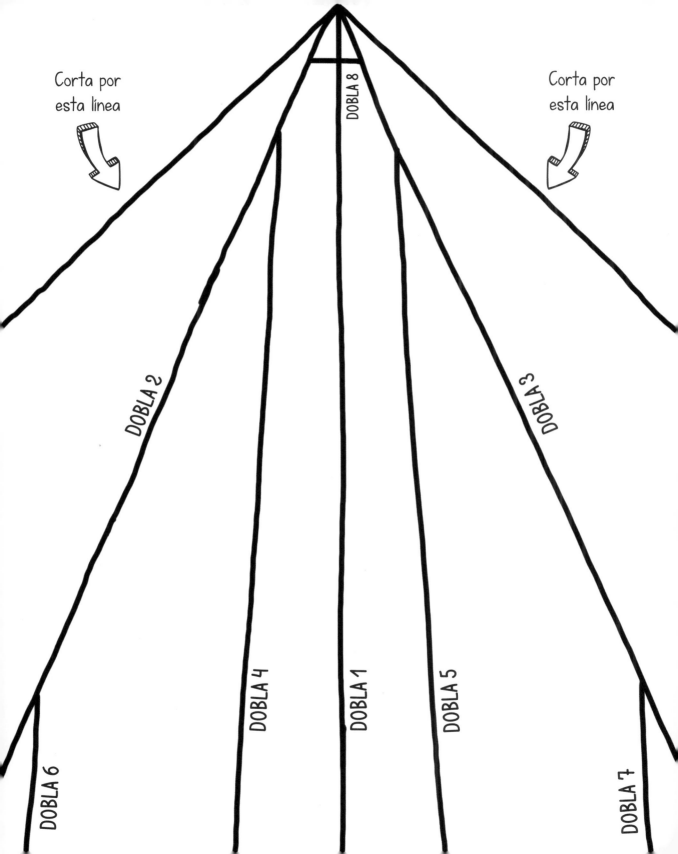

Corta por esta línea

Corta por esta línea

DOBLA 8

DOBLA 2

DOBLA 3

DOBLA 4

DOBLA 1

DOBLA 5

DOBLA 6

DOBLA 7

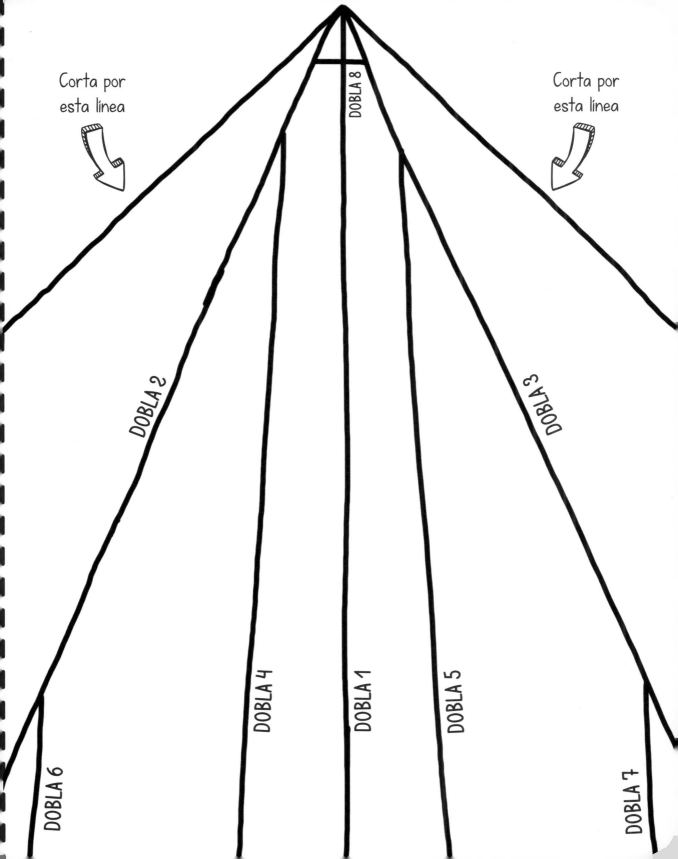

Corta por esta línea

Corta por esta línea

DOBLA 8

DOBLA 1

DOBLA 2

DOBLA 3

DOBLA 4

DOBLA 1

DOBLA 5

DOBLA 6

DOBLA 7

¡JA!

CAJA DE LA RISA

Llena esta caja de cosas que te hacen reír.

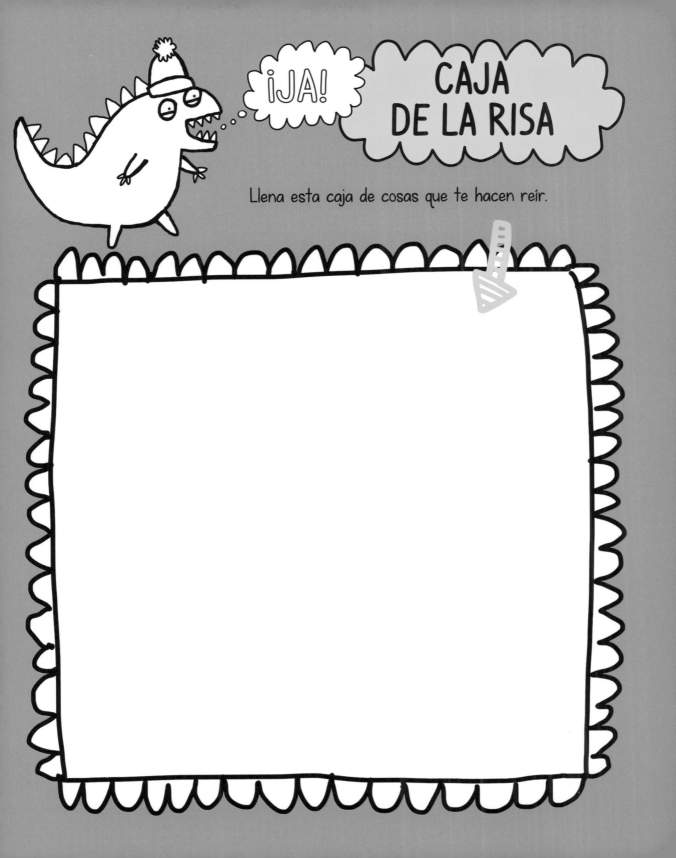

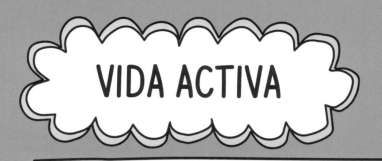

VIDA ACTIVA

Hacer ejercicio te ayuda a sentirte mejor. Intenta hacer estos ejercicios todos los días.

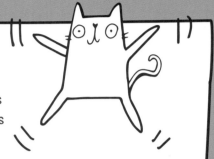

20 SALTOS DE TIJERA

Párate con los pies juntos y las manos en los costados. Levanta rápidamente las manos por encima de la cabeza a la vez que saltas y abres los pies. Después baja inmediatamente los brazos a los lados y salta para juntar los pies.

30 CÍRCULOS CON LOS BRAZOS

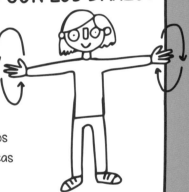

Párate con los brazos extendidos a ambos lados del cuerpo. Lentamente, mueve los brazos en círculos sin doblar las muñecas ni los codos.

8 SENTADILLAS

Párate con los pies separados a la altura de las caderas y las manos en las caderas. Asegúrate de que tienes la espalda recta y dobla las piernas lo más que puedas sin que las rodillas sobrepasen las puntas de los pies. Después, lentamente vuelve a levantarte a la posición original.

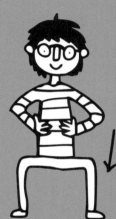

10 LEVANTAMIENTOS DE PANTORRILLA

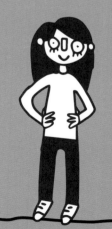

Con los pies separados a la altura de las caderas, pon las manos en las caderas y levanta los talones del piso. Cuenta hasta ocho mientras estás de puntitas y después, baja lentamente hasta volver a tocar el suelo.

10 ESTOCADAS

Da un paso adelante y dobla las piernas hasta que la rodilla de atrás toque el piso. Asegúrate de que la rodilla de delante no sobrepasa la punta del pie.

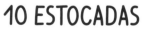

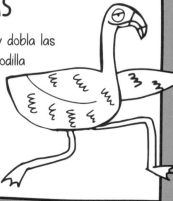

Corta esta gráfica y ponla en tu pared.

Pon una marca cuando completes algún ejercicio.

	20 SALTOS DE TIJERA	30 CÍRCULOS CON LOS BRAZOS	8 SENTADILLAS	10 LEVANTAMIENTOS DE PANTORRILLA	10 ESTOCADS
LUNES					
MARTES					
MIÉRCOLES					
JUEVES					
VIERNES					
SÁBADO					
DOMINGO					

COLOREA ESTO

YO SOY VALIENTE

SIN PREOCUPACIONES

Dibújate sin preocupaciones. ¿Cómo te sientes? ¿Quién sería el primero en notar que no tienes preocupaciones?

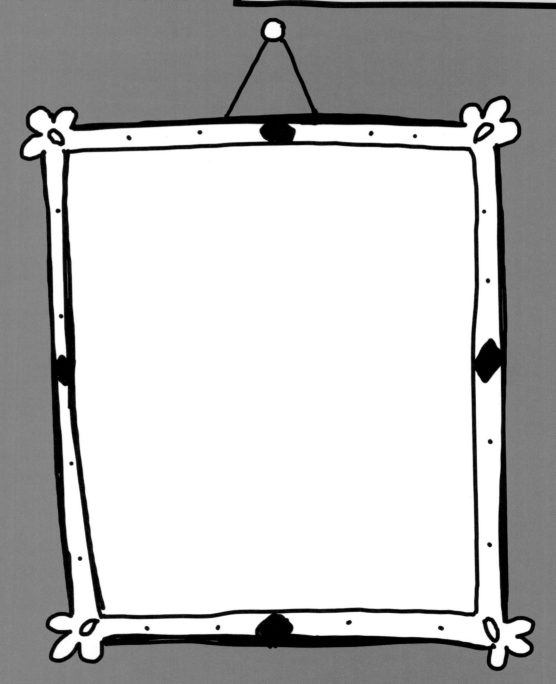

COLORÉALOS

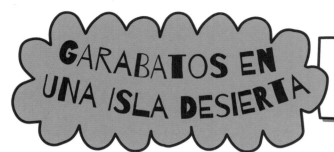

GARABATOS EN UNA ISLA DESIERTA

Dibuja lo que llevarías a una isla desierta.

¿Cuáles son las cosas más importantes para ti?

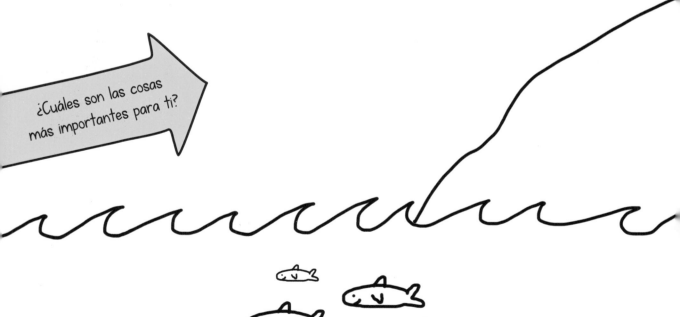

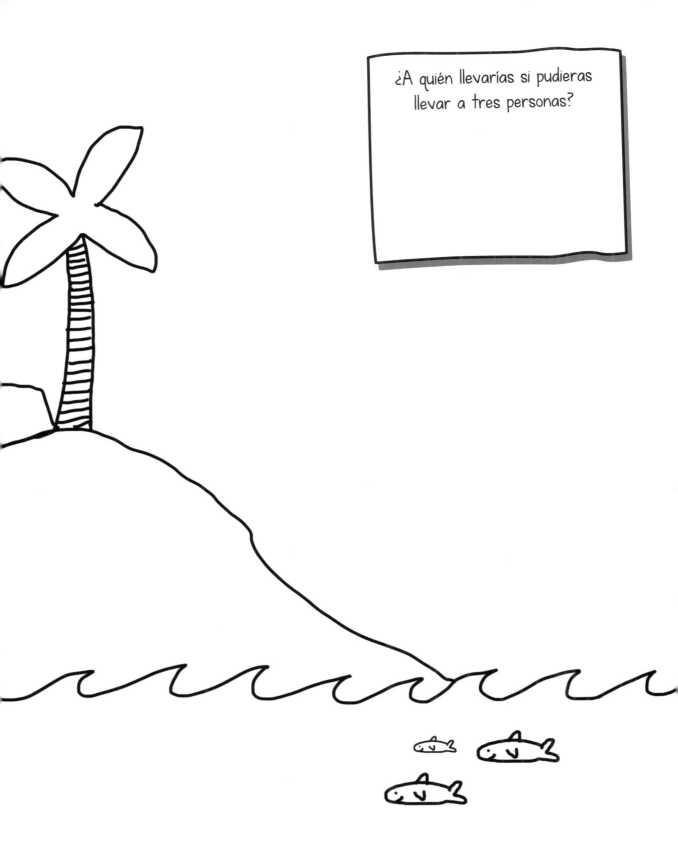

¿A quién llevarías si pudieras
llevar a tres personas?

CUANDO SEA GRANDE

Escribe todas las cosas que quieres hacer cuando seas grande.

HAZ UN DIBUJO EN ESTA PÁGINA CON UN LÁPIZ O UN BOLÍGRAFO.

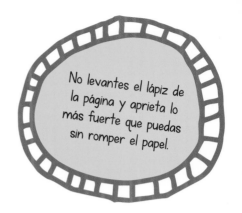

No levantes el lápiz de la página y aprieta lo más fuerte que puedas sin romper el papel.

Ahora pasa la página y mira las marcas que dejó tu dibujo en el papel.

ESTE ES TU DIBUJO EN RELIEVE.
PON UN TÍTULO.

ESTE DIBUJO SE TITULA...

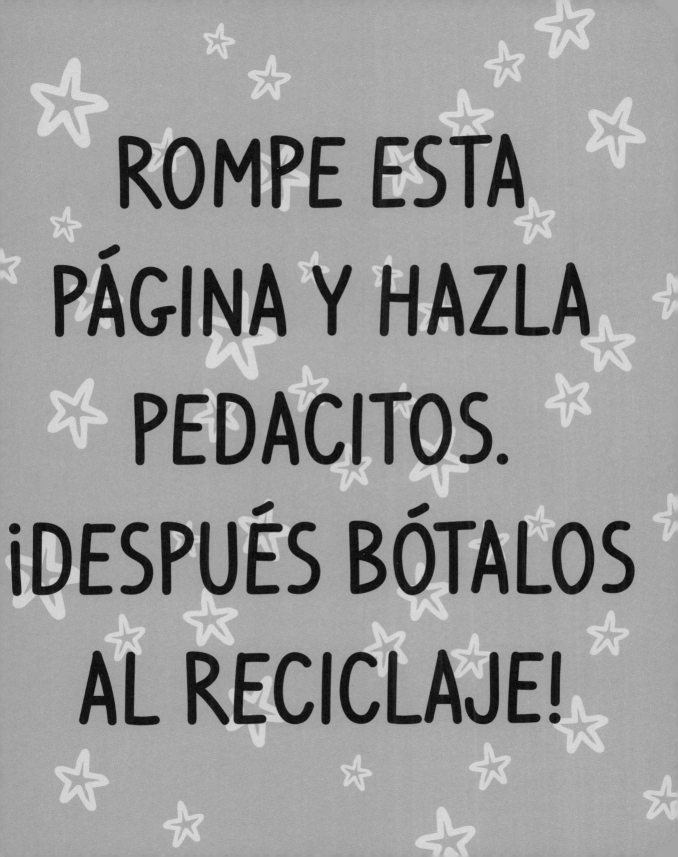

ROMPE ESTA PÁGINA Y HAZLA PEDACITOS. ¡DESPUÉS BÓTALOS AL RECICLAJE!

Llena estos recuadros con pensamientos de ansiedad. Después imagínate que salen volando.

Escribe una carta a alguien para darle
las gracias por algo que haya hecho por ti.

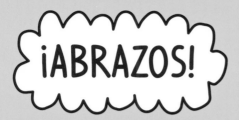

¡ABRAZOS!

Los abrazos son buenos para el alma.
¿A quién te gustaría abrazar ahora?

Cierra los ojos e imagínalo.

¿Cómo te sientes?

¿Estás feliz?
¿Te sientes consolado?
¿Estás contento?

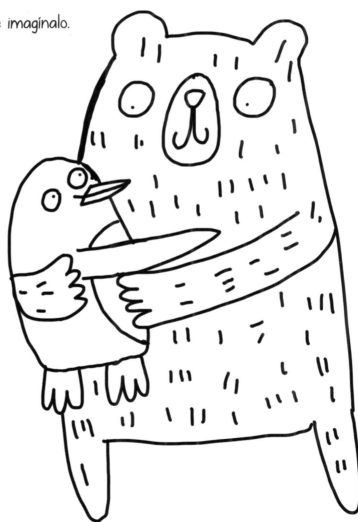

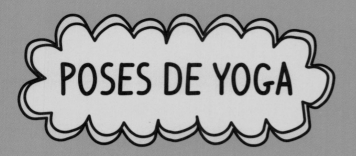

POSES DE YOGA

Intenta estas poses antes de dormir o cuando quieras estar en calma.

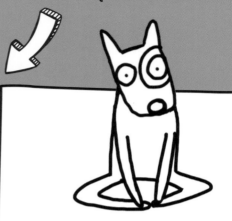

POSE DEL ÁRBOL

Apoya un pie en el tobillo o por encima de la rodilla y mantén el equilibrio. Después haz lo mismo con la otra pierna.

DI, "ESTOY EN EQUILIBRIO".

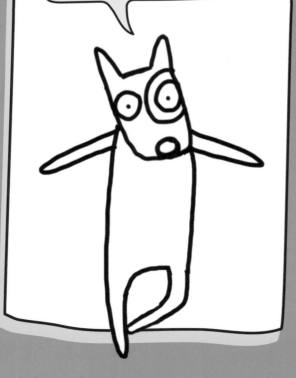

POSE DE MARIPOSA

Siéntate en el piso, junta los pies y estira los hombros.

DI, "ESTOY SEGURO/A".

POSE DE MARIQUITA

Dobla las rodillas, estira los hombros y junta las manos, apretándolas.

DI, "SOY FELIZ".

POSE DE NIÑO

Dobla las piernas, apoya el cuerpo en los muslos y relaja los brazos a los lados o hacia delante, lo que te resulte más cómodo.

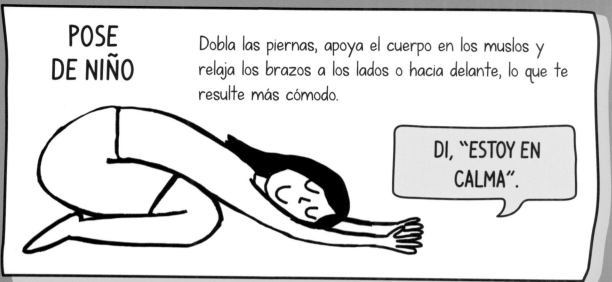

DI, "ESTOY EN CALMA".

POSE DE GATO

Toma aire y mira hacia arriba, estirando la espalda. Suelta el aire y baja la barbilla, arqueando la espalda.

DI, "ESTOY TRANQUILO/A".

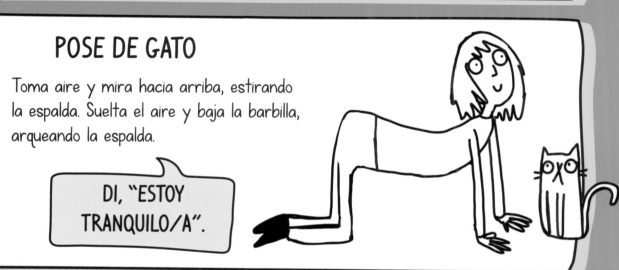

POSE DE DORMIR

Túmbate boca arriba y respira lentamente. Cierra los ojos si quieres. Intenta vaciar la mente de pensamientos. Si tu mente se evade, piensa adónde fue y concéntrate en tu respiración.

DI, "ESTOY EN CASA".

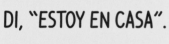

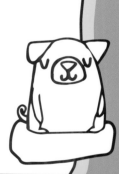

COLOREAR LA CALMA

Imagina, dibuja y colorea un mundo submarino pacífico de aguas cristalinas, con peces, corales, conchas y algas que se mueven.

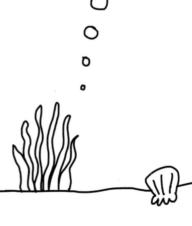

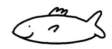

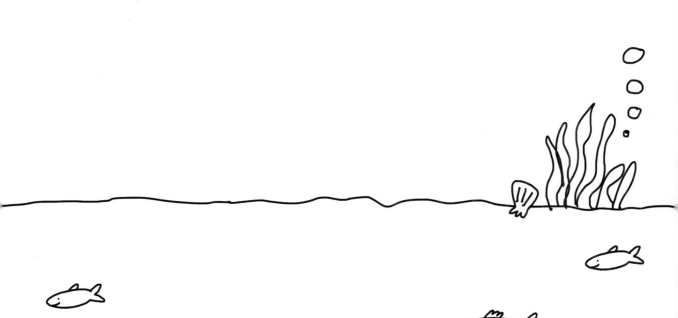

ESCUCHA LA CAMPANA

Haz sonar una campana o llena medio vaso con agua y pasa el dedo por el borde hasta que suene. Escucha atentamente hasta que no lo puedas oír más.

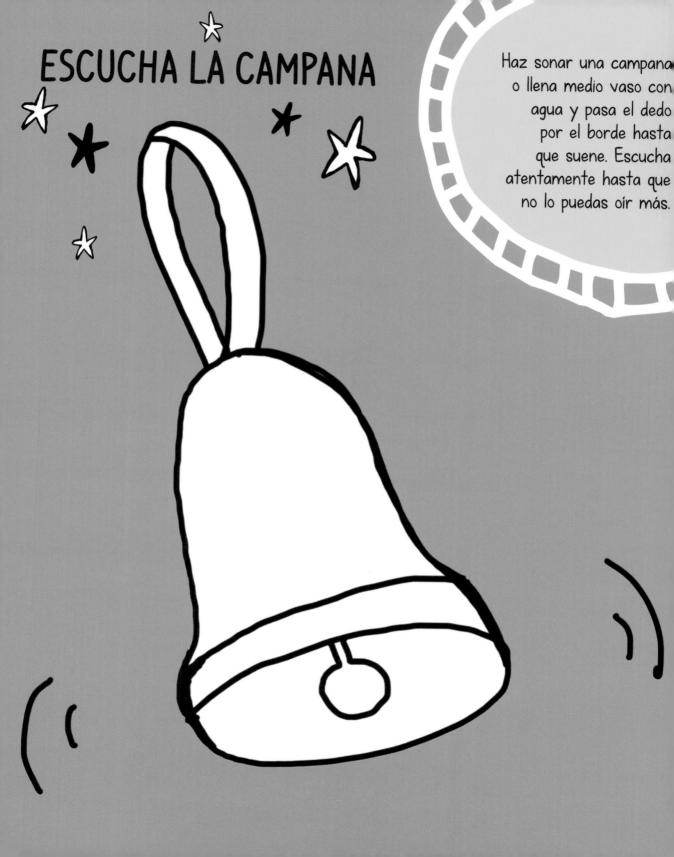

DA UN PASEO

¿Qué ves?

Cuando salgas de paseo, quédate completamente inmóvil durante un minuto y observa las cosas que te rodean.

Escribe o dibuja lo que viste. Puede ser cualquier cosa: un auto rojo, un cortacésped, un pájaro.

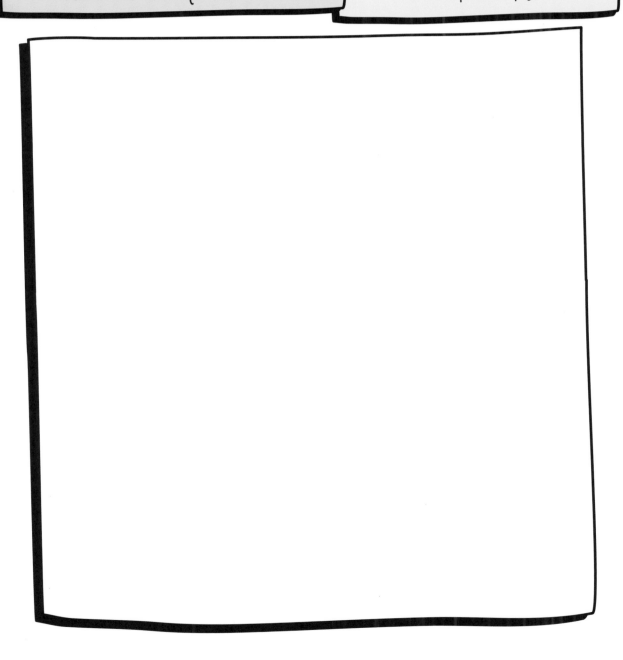

MOMENTOS PARA AGRADECER

Todos los días, dedica un momento a agradecer todo lo que tienes en la vida.

familia

amigos

mascotas

hogar

juguetes

comida

clubes

habitación

escuela

maestros

fútbol

atletismo

Escribe todas las cosas por las que estás agradecido en la vida.

Puedes dar las gracias antes de comer, cuando estén todos juntos.

O puedes pedir a tus amigos y familiares que digan algo por lo que están agradecidos cada día.

O puedes dar las gracias por lo que tienes a la hora de dormir.

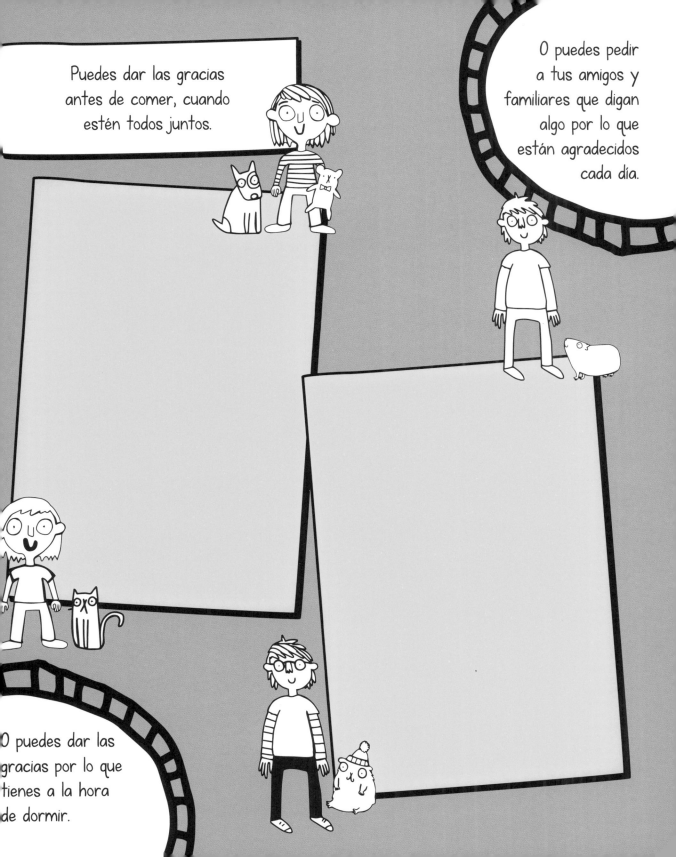

¡A RIMAR!

Piensa en pares de palabras que rimen y escríbelas o dibújalas abajo.

Después, escribe un poema en la página siguiente usando pares de palabras para contar cómo te sientes hoy.

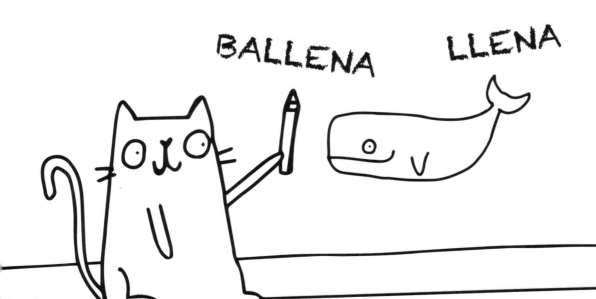

BALLENA   LLENA

Escribe aquí
tu poema.

COLOREA ESTO

TODOS LOS PROBLEMAS TIENEN SOLUCIÓN

TU LUGAR SEGURO

Dibuja o pon una foto de un lugar donde eres feliz y te sientes completamente a salvo.

Tu lugar seguro puede ser algún sitio que hayas visto, estado, oído, leído o soñado. Un lugar seguro y especial donde todo es tranquilo, relajante y maravilloso.

LLENA ESTOS CORAZONES CON LA
GENTE O LAS COSAS QUE AMAS.

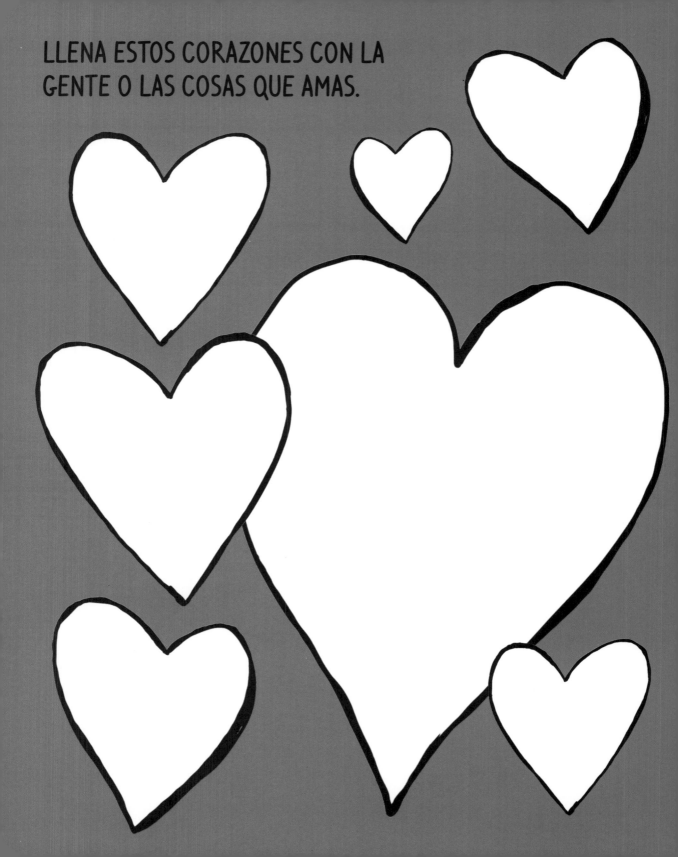

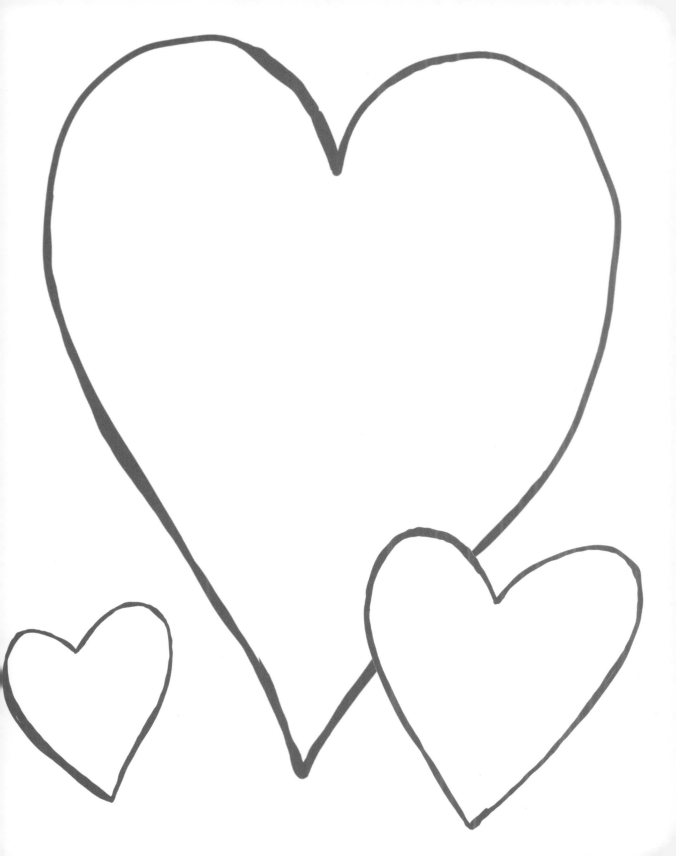

¿CÓMO TE SIENTES HOY?

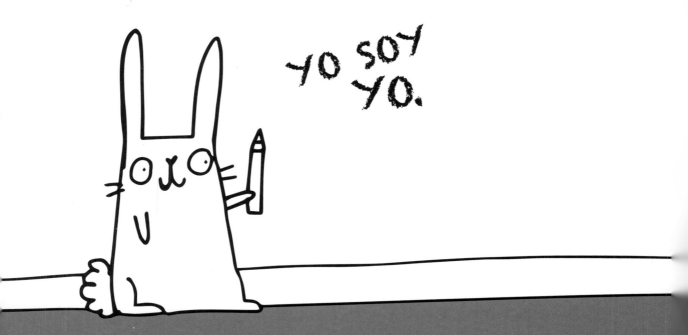

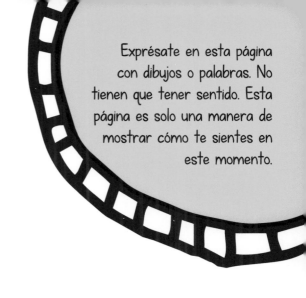

Exprésate en esta página con dibujos o palabras. No tienen que tener sentido. Esta página es solo una manera de mostrar cómo te sientes en este momento.

ESCRIBE SOBRE DISTINTOS SENTIMIENTOS

Cuando estoy **triste**, yo...

Cuando estoy *ENOJADO/A*, yo...

Doy las gracias por...

Cuando estoy feliz, yo...

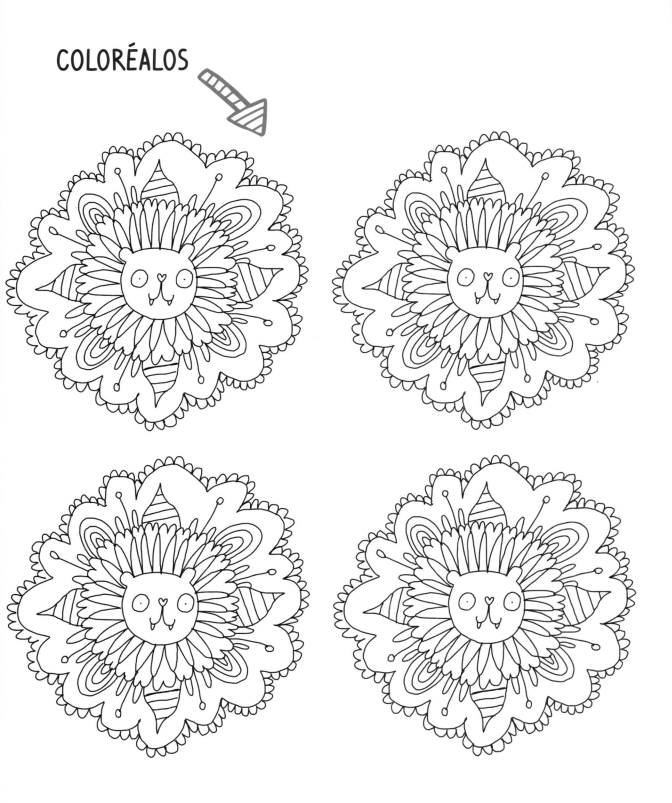

COLORÉALOS

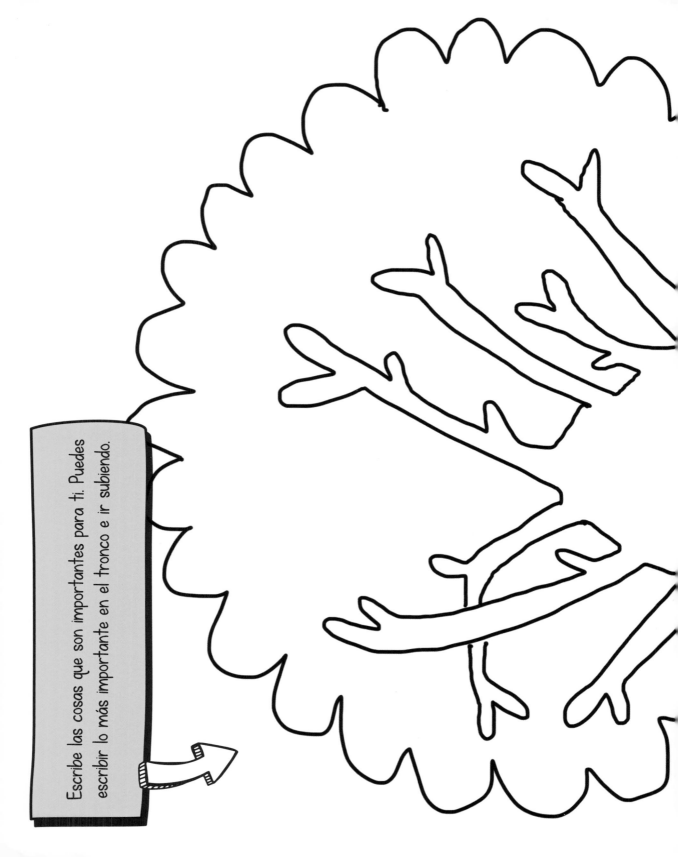

Escribe las cosas que son importantes para ti. Puedes escribir lo más importante en el tronco e ir subiendo.

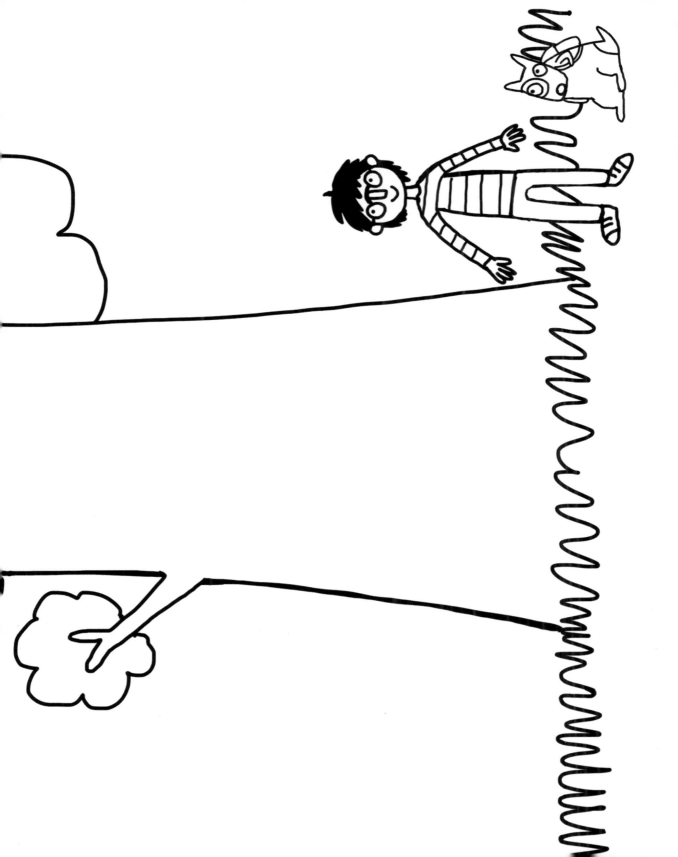

FORMAS DE NUBES

Túmbate afuera, en el pasto, o mira por la ventana en un día nublado.

Mira las nubes en el cielo.
¿Qué formas ves?
Dibújalas o descríbelas.

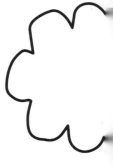

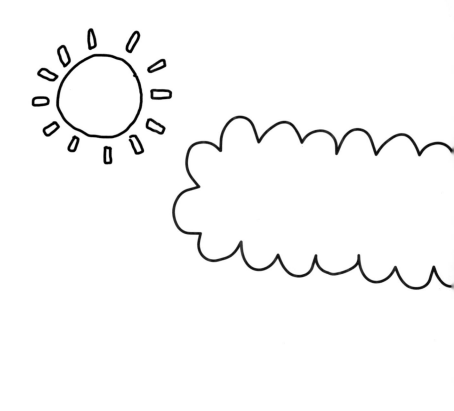
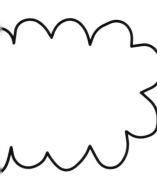

MANTRA DE LA MAÑANA

En lugar de pensar en tus preocupaciones, intenta concentrarte cada día en lo que quieres conseguir. Puedes usarlo como tu mantra de la mañana. (Un mantra es como un lema). Después, al final del día, piensa en los mantras que funcionaron o cómo podrías mejorarlos al día siguiente.

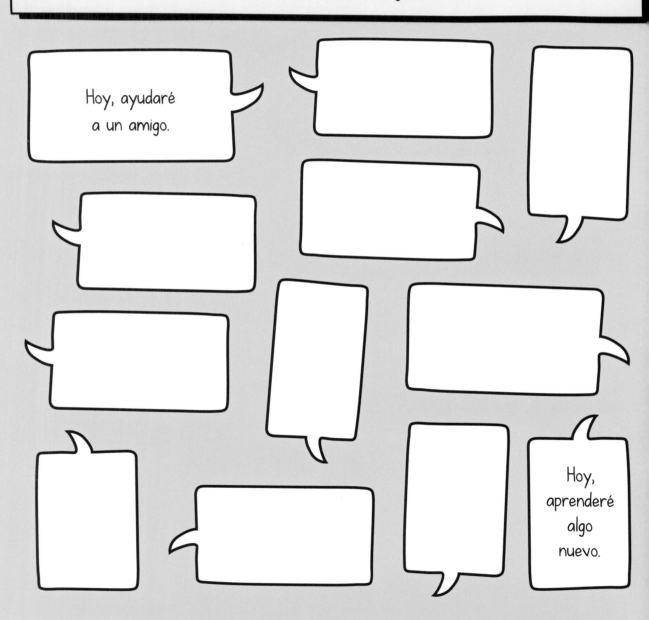

Hoy, ayudaré a un amigo.

Hoy, aprenderé algo nuevo.

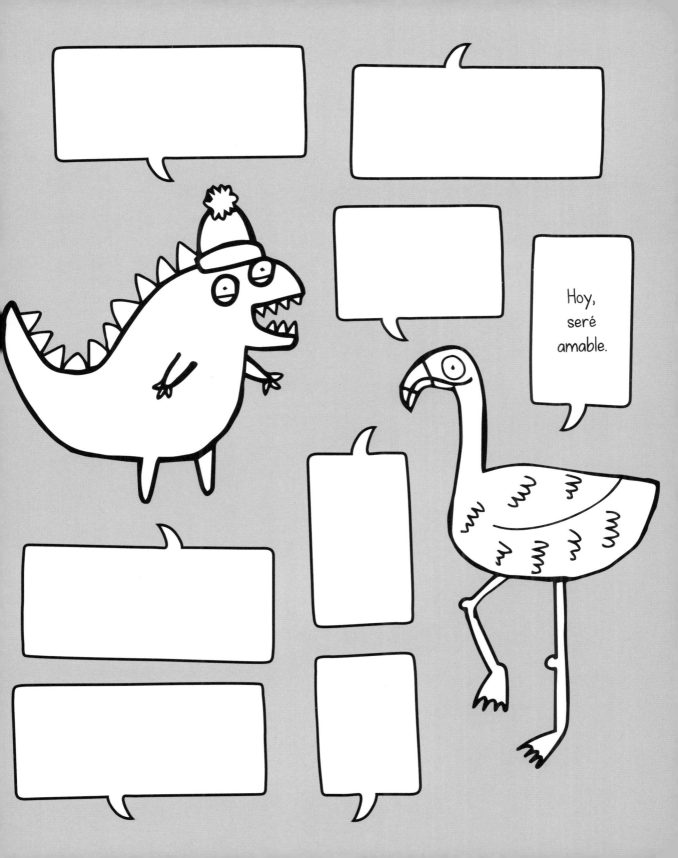

EL AUTOBÚS DE LAS PREOCUPACIONES

Pon una preocupación en cada ventana (o tantas como quieras) y haz que se vaya el autobús y se lleve tus preocupaciones a un viaje sin retorno, para que nunca regresen.

¿Adónde va tu autobús? ¿Qué sientes cuando se van tus preocupaciones?

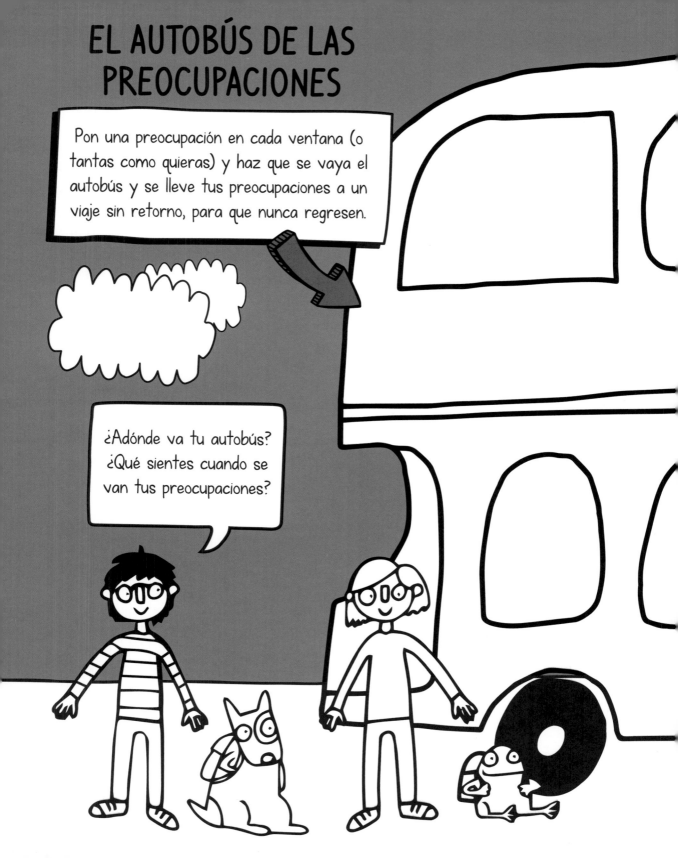

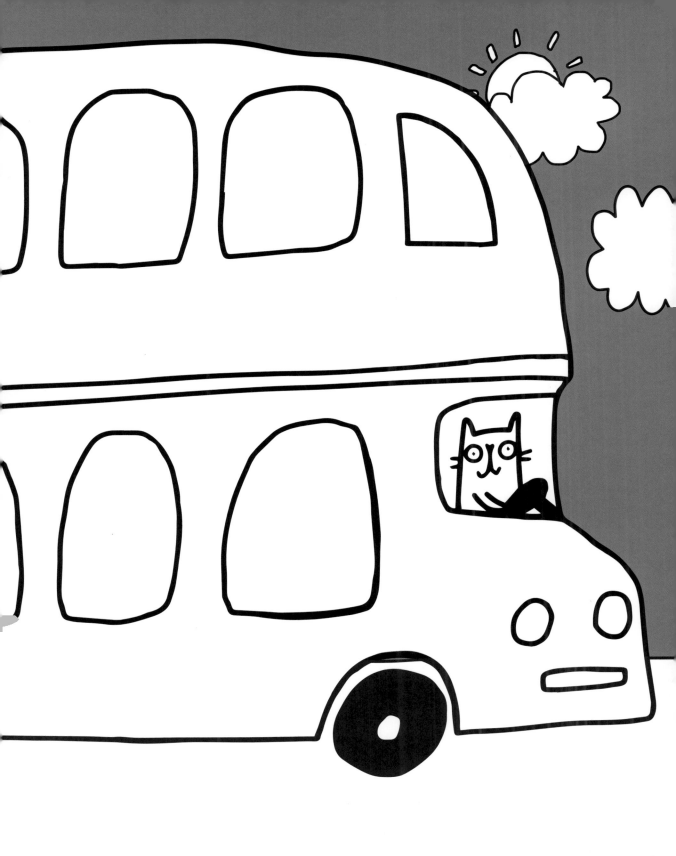

PÁGINA PARA ADULTOS

Este libro de actividades es perfecto para padres, maestros, mentores de aprendizaje, cuidadores, terapeutas y líderes jóvenes que quieren ayudar a los niños a entender sus preocupaciones y superarlas.

La vida moderna puede ser muy estresante para nuestros niños quienes pueden pensar que todo consiste en ser popular y tener éxito. Sabemos que los niños tienen muchas presiones internas y externas, como cuando se comparan con otros o escuchan historias que les preocupan.

Los niños son muy resistentes y, con amor y apoyo, suelen superar sus problemas y dificultades sin ayuda adicional. Este libro le ofrece a su niño o niña la oportunidad de expresarse, explicar lo que le preocupa y abrirse a una conversación con usted. Las actividades fomentan la resiliencia, consiguen la calma interna, ayudan a comprender las emociones y animan a la positividad.

Cuando los niños piensan que están atorados en un problema, pueden sentirse solos y aislados y les cuesta entender lo que está pasando porque no encuentran las palabras para expresar su aflicción. Es posible que baje su autoestima y la confianza en sí mismos, que se quejen de dolores de estómago o de cabeza, se sientan agotados o no quieran hacer actividades que antes les gustaban.

Si la ansiedad o la aflicción de su niño continúa después de tres meses o aumenta en lugar de disminuir, piense en hablar con la escuela, el doctor o un consejero.

NATIONAL ALLIANCE ON MENTAL ILLNESS (NAMI)

Educa, aboga, escucha, lidera

La Línea de ayuda de NAMI en inglés, está disponible de lunes a viernes, 10 am – 6 pm, hora del este.

NAMI es la organización de salud mental más grande del país dedicada a mejorar la vida de millones de estadounidenses afectados por enfermedades mentales.

www.nami.org

Tel: 1-800-950-NAMI (6264)

info@nami.org

GOODTHERAPY.ORG®

Ayuda para encontrar terapeutas.

Abogan por una terapia ética.

GoodTherapy.org ofrece un directorio para ayudarlo a encontrar un terapeuta. El directorio permite buscar un terapeuta según la localización, especialización, sexo y edades que trata. Al poner donde vive, verá los resultados de terapeutas en su zona, además de sus credenciales, dirección y los temas que tratan.

Tel: 1-888-563-2112 ext. 1

www.goodtherapy.org

CHALLENGE THE STORM™

Comparten historias, recursos y ofrecen apoyo a personas que sufren trastornos emocionales.

Comparta su historia en inglés y exprésese abiertamente y sin que nadie lo juzgue.

www.challengethestorm.org

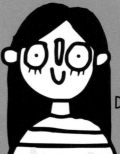

DRA. SHARIE COOMBES